DE LA

RÉTROVERSION UTÉRINE

DANS L'ÉTAT DE GROSSESSE

Imprimerie A. Henry Noblet, rue du Bac, 30.

DE LA

RÉTROVERSION UTÉRINE

DANS L'ÉTAT DE GROSSESSE

PAR

Alfred-Henri ELLEAUME,

Docteur en médecine de la Faculté de Paris, Lauréat de l'Académie impériale de médecine,
Professeur de Clinique des maladies des femmes,
Médecin adjoint du Bureau de bienfaisance du 9ᵉ arrondissement, Membre titulaire et Secrétaire de la Société
de Médecine-Pratique de Paris,
Membre correspondant des Sociétés impériales de médecine de Marseille, Poitiers,
Metz, Nancy, Agen, Clermont-Ferrant, etc., etc.

MÉMOIRE COURONNÉ PAR L'ACADÉMIE IMPÉRIALE DE MÉDECINE

(Prix Capuron. — 1859.)

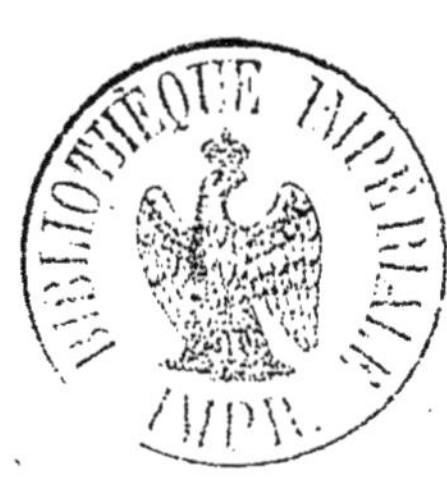

PARIS

ALEXANDRE COCCOZ, LIBRAIRE

30, RUE DE L'ÉCOLE-DE-MÉDECINE

1860

DE LA

RÉTROVERSION UTÉRINE

DANS L'ÉTAT DE GROSSESSE.

INTRODUCTION.

La pathologie utérine dans l'état de grossesse est, sans contredit, une des parties les plus importantes de l'art des accouchements. Le chirurgien habile ne doit pas se contenter de bien connaître le mécanisme de l'accouchement et les diverses opérations qui peuvent être nécessaires pour faciliter la sortie de l'enfant; il doit être auprès de la femme, pendant toute la grossesse, comme un surveillant intelligent prêt à aider la nature, et devant porter un prompt secours contre les accidents qui viennent parfois compromettre le développement du fœtus et même l'existence de la mère. Ces accidents sont très-nombreux, et nous sommes surpris qu'ils ne se rencontrent pas plus fréquemment, quand nous voyons des femmes enceintes se livrer à des travaux et à des exercices qui souvent sont l'origine de maladies graves chez les femmes, hors l'état puerpéral. Nous devons nous étonner surtout de voir un organe comme la matrice, qui est suspendu par de faibles liens dans le bassin, augmenter considérablement de poids et de volume sans grande incommodité pour la femme. Mais il n'en est pas toujours ainsi ; dans certains cas, sous l'influence de causes que nous étudierons plus loin, on constate des déplacements qui alors font naître des symptômes extrêmement graves.

Des déplacements peuvent se faire en avant (antéversion), et en arrière (rétroversion). L'utérus est dit en *rétroversion* quand le déplacement a lieu suivant son grand axe et que le fond vient se placer dans la concavité du sacrum, tandis que le col utérin se trouve situé derrière le pubis. La rétroversion peut se faire sans l'état de vacuité de l'organe et dans l'état de grossesse. Depuis quelques années ces divers déplacements ont vivement occupé l'attention ; des recherches anatomiques importantes sont venues jeter quelque lumière sur un sujet dont bien des parties étaient restées dans l'ombre. Nous ne devons nous occuper ici que de la rétroversion dans l'état puerpéral ; mais nous verrons que les recherches faites sur l'utérus dans l'état de vacuité nous seront de quelque utilité dans le cours de cette étude.

HISTORIQUE.

Les différents déplacements de la matrice, et la rétroversion en particulier, sont décrits dans Hippocrate. L'antéversion et la rétroversion sont très-clairement expliquées dans le passage suivant. « Pour tou-
« tes les maladies qui ont leur origine dans l'utérus, voici ce que je
« dis : Quand la matrice se déplace, elle se porte tantôt d'un côté,
« tantôt d'un autre ; partout où elle se porte, il se fixe des douleurs
« intenses. En contact avec la vessie, elle cause de la douleur, ne
« laisse point passer l'urine et n'attire point le sperme à soi, et les
« deux parties sont douloureuses. . . . .
« . . . .
« Si la matrice se tourne vers le siége, les selles sont interceptées,
« des douleurs se font sentir aux lombes, au bas-ventre et à
« l'anus (1). »

Si nous ne trouvons aucune indication sur la rétroversion utérine dans l'état de grossesse, nous voyons cependant que la rétroversion qui survient quelques jours après l'accouchement ne lui était pas inconnue. « Si, dit-il, à la suite de l'accouchement, la matrice se
« tourne à droite, les lochies ne viennent pas, il y a douleur au bas-
« ventre, aux lombes, aux flancs ; la jambe droite devient pesante,

(1) *Basilcæ,* 1542, p. 905.

« engourdie et tremblante, on ne peut pas toucher l'orifice utérin,
« mais on trouve l'utérus très-lisse et très-uni. . . . .
« Si l'utérus s'incline vers la gauche ou l'ischion, une douleur aiguë
« et intense se fait sentir aux lombes, aux flancs et à la jambe, et la
« femme boite (1). » Philumène (2), Aétius (3), en font mention dans
leurs ouvrages. Ce dernier, qui nous a conservé les ouvrages d'As-
pasie, nous apprend que cette célèbre matrone connaissait la rétroversion utérine dans l'état de vacuité. Après avoir parfaitement décrit
les principaux symptômes, elle conseille de réduire l'utérus en introduisant le doigt dans le rectum. Il est encore fait mention de ce déplacement dans Ambroise Paré, Littre, Fabrice d'Aquapendente,
Morgagni, Roderic a Castro, etc. Nous passons rapidement sur ces
auteurs pour arriver au chirurgien Grégoire, qui le premier explique
la rétroversion utérine dans l'état de grossesse.

M. Lacroix, dans sa thèse de concours sur l'antéversion et la rétroversion, conteste cette priorité à Grégoire et la revendique pour un
chirurgien allemand. « Cette maladie, dit-il, a été décrite en 1752,
« sous le nom de chute de l'utérus (*delapsus uteri*). J'ai trouvé cette
« description dans une thèse imprimée à Dantzick en 1732, et soutenue
« sous la présidence de Jean-Adam Kulm, par Reinick ; elle a pour
« titre : *Dispositio medica de uteri delapsu, suppretionis urinæ*
« *et subsequuntæ mortis causa ; Gedani*, 1752. »
Voici cette observation.

Observation I, par Reinick (4).

Le 28 août 1731, la femme d'un militaire, âgée de vingt-six ans, au quatrième mois de sa grossesse, fit un faux pas en portant un fardeau assez lourd
sur son dos, et n'évita de tomber qu'en faisant un effort considérable. Ren-
trée à son logis, elle se plaignit d'une douleur qu'elle ressentait dans la
région des lombes et du pubis, et plus tard, ayant senti le besoin d'uriner,
elle essaya vainement d'accomplir cette fonction. Elle appela son médecin,

(1) Hippocrate. — Trad. de Littré, t. VIII, § 137, p. 309.
(2) *Loc. cit.*, §§ 139-140, p. 313.
(3) *Hist. de la chirurg.*, par Dujardin et Peyrhille, t. II, p. 280.
(4) Lacroix. — *De l'antéversion et de la rétroversion utérines.* Paris, 1844, p. 12.

dont les soins ne lui procurèrent aucun soulagement. L'urine continua à couler goutte à goutte, pendant douze jours; le ventre se tuméfia de plus en plus; enfin, la malade mourut le 8 septembre. Kulm voulut que l'autopsie fût faite. Le ventre était tellement volumineux, qu'il simulait une grossesse à terme ; la vessie, distendue par l'urine, remplissait les régions hypogastriques et ombilicales. La masse intestinale était refoulée vers la partie supérieure, au-dessous du diaphragme. La vessie contenait vingt livres d'urine ; elle avait acquis un diamètre de deux pieds en hauteur et plus d'un pied en largeur; cet organe, en remontant, avait décolté le péritoine pariétal jusqu'au niveau de l'ombilic, en sorte qu'il se trouvait en contact immédiat avec les muscles de la paroi abdominale. Quoique la vessie fût considérablement distendue, ses parois n'étaient pas devenues plus minces, elles avaient au contraire une épaisseur double de celle qu'elles ont à l'état normal. Les uretères et les calices étaient aussi notablement dilatés. L'utérus était profondément situé derrière la vessie; une partie seulement de cet organe était visible ; un repli formé par la partie supérieure du vagin en dérobait aux regards au moins le tiers. Cette portion de l'utérus était tombée dans la cavité inférieure du bassin, où elle se trouvait retenue et comprimait fortement le col de la vessie. L'utérus fut dégagé des parties qui le retenaient enclavé et l'on trouva dans son intérieur deux fœtus jumeaux du sexe masculin.

Déjà, en 1743, Levret avait observé la rétroversion utérine dans l'état de grossesse, mais sans bien s'en rendre compte, et ce n'est qu'en 1773 qu'il publia les faits qui lui étaient personnels, dans le *Journal de Vandermonde* (1). Jusqu'ici, on avait décrit l'affection qui nous occupe sous le nom de *renversement;* Levret, pour le distinguer de celui qui se fait après l'accouchement, et dans lequel la matrice se retourne sur elle-même à la manière d'une bourse, l'appelait *renversement transversal* (2).

A peu près à la même époque, Smellie observe la rétroversion de la matrice, mais sans la connaître. Il en parle au sujet de la rétention d'urine, dans les premiers mois de la grossesse (3).

Hunter est le premier qui ait publié une observation de rétroversion utérine dans l'état de grossesse, en 1754. Voici dans

(1) Tome XL.
(2) T. XI, p. 279.
(3) Smellie, *Traité d'accouchement,* t. II, p. 149.

quelles circonstances : Walter-Wall qui avait assisté à Paris aux leçons de Grégoire, retourné à Londres, eut l'occasion de voir un cas de rétroversion. Il fit connaître le fait à Hunter, qui le publia. Quelques années plus tard, en 1777, il fit paraître un mémoire sur ce sujet (1). Hunter, le premier, donna au déplacement qui nous occupe la dénomination qu'il porte encore aujourd'hui. Ce chirurgien anglais admit plusieurs degrés ; la rétroversion peut être complète ou incomplète. Selon lui, l'orifice utérin pourrait rester dans sa position naturelle ; il cite un cas de ce genre, qui lui est commun avec Combe ; mais ici Hunter faisait erreur : au lieu d'une rétroversion, il avait certainement affaire à une rétroflexion. Il existe un cas semblable qu'il emprunte à Garthshore, et que nous croyons être également un exemple de rétroflexion, contrairement à ce qu'en pense M. Cusco. Pour Hunter, ces cas de rétroflexion étaient des rétroversions incomplètes.

Saxtorph, le premier, publia un mémoire sur la rétroflexion utérine (2); mais, en examinant ce travail, on constate que la rétroflexion n'existe que de nom, ce sont des observations de rétroversion. « Examinando vero partes pelvi contentas , inveni fundum uteri in « posteriore pelvis parte retroflexum ; tumorem in vagina repertum « formasse ; orificium autem alte supra pubem reperi. »

Ignatius Witczek (3) est le premier qui ait parlé de la rétroflexion en connaissance de cause. Nous donnons plus loin une observation intéressante.

Dix ans plus tard, Frédéric Jahn (4) reproduit la division de Hunter en la modifiant légèrement. « Primus ei gradus est , ubi plene atque « omnino retrovertitur uteri fundus ; alter, ubi dimidia tantum pars « reflectitur. » Jahn fait une confusion fâcheuse, il range des faits empruntés à Rogert (5), Willich (6), Schhœffer (7), dans la seconde

(1) *Medical obs. and inquiries*, 1777.
(2) *Societatis medicæ Hawniensis collectanea*, t. II, 1775.
(3) *Diss. de utero retroflexo*. Bohêm. Prague, 1777.
(4) *De utero retroverso*. Iena, 1787.
(5) *Acta Societat. med.* Hevn., 1779.
(6) Richteri, *Chirurg. bibl.*, t. V, 1779.
(7) Baldingeri, *Neuen Magazin*, 1784.

classe de Hunter, et cependant tous ces cas se rapportent à des rétro-versions avec enclavement à des degrés divers (Cusco.)

En 1767, Lyn (1) avait publié un cas de rétroversion. Dans les réflexions qui suivent, il propose dans les cas d'irréductibilité de faire la ponction de la matrice par le vagin, conseil qui fut reproduit quelques années après par Hunter.

Nous voyons que la retroversion utérine, qui est d'une origine toute française, est étudiée spécialement à l'étranger. Walter-Wall semble être le seul qui se soit rappelé les leçons de Grégoire ; il faut qu'un chirurgien français rapporte d'Angleterre des notions sur l'existence de la rétroversion, pour que cette affection soit connue dans notre pays. Choppart, après un voyage en Angleterre où il s'était lié avec W. Hunter, fait connaître à l'Académie royale de chirurgie les travaux anglais.

Cependant, en 1760, Deleurye, qui ne connaissait pas les travaux des Anglais, observe à Paris un cas de rétroversion. Il en rencontre un autre en 1767, un troisième en 1781. Mais ces faits ne furent communiqués que plus tard à Desgranges et insérés dans son mémoire.

L'Académie de chirurgie, après avoir entendu la communication de Choppart, mit cette question au concours, et le prix fut donné en 1785 à Desgranges, chirurgien de Lyon. Ce travail ne se trouve pas dans la collection des mémoires couronnés par cette célèbre Académie, mais il est consigné dans le *Journal de médecine* de Vandermonde. Dès lors la rétroversion, étant plus connue, devient plus fréquente ; les observations ne manquent pas dans les divers recueils de médecine ; tous les auteurs de traités d'accouchement lui ont consacré un chapitre. Plusieurs mémoires ont été publiés sur cette affection ; nous citerons celui de Martin, de Lyon ; ce travail a le grand mérite de donner l'état de la science sur cette question ; mais ce qui doit nous étonner, c'est de voir cet auteur confondre, comme Hunter l'avait

(1) *Medical. obs. and inquiries*, vol. *IV.*

fait, la rétroversion avec la rétroflexion ; aussi un cas de ce genre s'é- tant présenté dans sa pratique, il crut y voir une espèce encore in- connue de rétroversion. En 1844, la Faculté de médecine donne, comme sujet de thèse pour le concours d'agrégation, le sujet suivant : *De l'antéversion et de la rétroversion de l'utérus.* Ce travail de M. Lacroix, remarquable sous bien des rapports, laisse à désirer sous beaucoup d'autres. Enfin, nous citerons un mémoire d'Amussat, qui propose un nouveau mode de réduction (1).

SYNONYMIE ET FRÉQUENCE.

Synonymie. — La rétroversion fut placée tout d'abord, et avec rai- son, parmi les déplacements de matrice et fut connue sous le nom de ren- versement. Levret, pour distinguer cet accident du renversement qui s'opère quand l'utérus se retourne comme un gant, lui donna le nom de renversement transversal. Cette dénomination de Levret n'était pas heureuse.; aussi ne tarda-t-elle pas à être changée. C'est à Hunter et surtout à Desgranges que l'on doit la dénomination actuelle de ré- troversion. Les Allemands, avant Hunter, la nommaient *delapsus* ; plus tard ils adoptèrent l'expression de *reclinatio uteri.* Aujourd'hui le nom de rétroversion est presque universellement adopté et se trouve traduit dans toutes les langues.

Fréquence. — La rétroversion utérine dans l'état de grossesse, sans être commune, n'est cependant pas très-rare, puisque nous voyons un chirurgien de Lyon, M. Martin, en citer neuf cas observés par lui. Nous avons trouvé dans l'*Echo médical* suisse la note sui- vante, que nous donnons telle quelle, laissant au lecteur le soin d'en juger la valeur :

« Voici les résultats, obtenus par le professeur Busch à sa cli- « nique :

« Jusqu'à l'année 1857, nous avons donné des soins à soixante- « quinze femmes atteintes de rétroversion utérine pendant la grossesse.

(1) *Journ. de chir.*, 1843, t. I, p. 13.

« Chez soixante-neuf d'entre elles, la matrice reprit sa position nor-
« male dans l'espace de vingt-quatre heures ; soixante-cinq de ces
« femmes restèrent grosses, tandis que chez les quatre autres, chez
« lesquelles la rétention d'urine et la rétroversion duraient depuis
« huit jours, l'avortement eut lieu. Dans cinq cas, il fallut opérer la
« réduction, et dans tous les cinq l'avortement s'en suivit (1). »

ETIOLOGIE.

Nous sommes arrivé à une des parties les plus importantes de
notre sujet. L'utérus, par sa situation, ses rapports avec des organes
susceptibles de certains déplacements, par l'état de grossesse qui
tend à le renverser en arrière, est exposé à un certain nombre de
causes de rétroversion que nous allons étudier avec soin. Nous diviserons ce chapitre en causes prédisposantes et causes occasionnelles.

CAUSES PRÉDISPOSANTES.

L'*âge* ne paraît devoir jouer aucun rôle dans les rétroversions qui
surviennent dans l'état puerpéral ; il semble que les femmes y soient
également exposées pendant toute la période utérine. Cependant, si
nous analysons les faits, nous remarquons que la moyenne varie entre
32 et 35 ans. On pourrait objecter, ce que nous ne tarderons pas à
démontrer du reste, que les femmes ont très-rarement des rétroversions pendant leur première grossesse, mais bien plutôt à la seconde
et surtout à la troisième ; on expliquerait ainsi la moyenne de l'âge
que nous venons d'indiquer.

Parmi les observations de rétroversion dans l'état puerpéral, nous
trouvons cinq primipares ; l'âge est indiqué dans quatre cas seulement. L'une avait 26 ans, l'autre 32, la troisième 35 ans et la quatrième 30 ans. La moyenne est de 30 ans 3/4. Il n'y a donc qu'une
différence peu sensible entre cette moyenne et celle citée plus haut.
Nous nous garderons bien d'en tirer aucune conclusion, et nous nous

______

(1) *Geschlechts-Leben des Weibes,* t. III, p. 581. — Gautier, *Echo méd. suisse,* 1857,
p. 324.

contenterons d'indiquer le fait. Il n'en est pas de même pour *le nombre des grossesses antérieures*, qui semblent jouer ici un rôle important.

Voici le relevé de 37 observations :

5 . . . . . primipares.
7 ayant eu une grossesse antérieure.
8 — deux —
5 — trois —
3 — quatre —
2 — cinq —
2 — sept —
1 — huit —
2 — onze —

4 cas où il est dit y avoir eu plusieurs grossesses.

D'après ce tableau, c'est après une et surtout deux grossesses que les rétroversions sont les plus fréquentes. L'anatomie nous apprend que l'utérus, chez les femmes qui ont eu des enfants, subit quelques modifications relativement à sa position dans le bassin. Après une grossesse, l'utérus ne revient jamais à son volume primitif. Aussi a-t-on généralement constaté que, chez ces femmes, l'utérus est horizontalement placé, son fond appliqué sur le rectum et sur le sacrum, les intestins grêles reposant sur la face antérieure de l'utérus, qu'ils dépriment, si bien que, lorsque les intestins grêles remplissent l'excavation du bassin, il n'est pas rare de voir le fond de l'utérus regarder en arrière et en bas et son col en avant et en haut (1). Ainsi donc, chez les femmes qui ont eu des enfants, l'utérus se trouve généralement dans une légère rétroversion. On comprend, dès lors, comment le fond de ce même utérus, augmentant de volume sous une influence que nous étudierons plus loin, pourra entraîner l'organe tout entier dans une rétroversion complète. C'est ainsi que Pearson a vu un squirrhe de l'utérus rétroverser cet organe (2). Desault a vu le même phénomène causé par un polype utérin. On comprend enfin

(1) Cruveilher. — *Traité d'anat. descr.*, t. III, p. 657.
(2) Pearson. — *Du cancer*, p. 113.

comment cet accident pourra arriver sous l'influence du développement d'une grossesse.

Nous sommes naturellement amené à nous poser la question suivante. Une femme dont la matrice a déjà été rétroversée dans une grossesse antérieure, est-elle exposée au même accident pour une grossesse nouvelle? Une observation extrêmement curieuse, due au docteur Parent, prouve que la chose est possible (1).

Observation II, par M. Parent.

La femme Mineau, de Meursault, près Beaune, âgée de de 37 ans, d'une constitution molle et lymphatique, sujette à des flueurs blanches, mariée depuis dix-huit mois, accouchée dix mois après fort heureusement, éprouve, au commencement de janvier 1826, à trois mois et demi de sa seconde grossesse, des douleurs vagues dans la région lombaire et hypogastrique avec difficultés d'uriner. Ces phénomènes sont attribués aux efforts journaliers que fait cette femme pour soulever sa vieille mère malade. Bientôt les douleurs augmentent, les urines s'arrêtent tout à fait, la vessie se dilate, le ventre se météorise, les extrémités s'infiltrent, le pouls prend de la fréquence. Un médecin consulté lui donne des diurétiques. Les douleurs acquièrent de la force avec fièvre. Enfin, après huit jours de douleurs inouïes, l'avortement se déclare et l'expulsion du fœtus met fin à tous ces accidents. L'urine reprend son cours et la femme se rétablit peu à peu.

Observation III, par M. Parent.

Le 6 février 1827 nous sommes appelés auprès de la même femme Mineau, enceinte pour la troisième fois de trois mois et demi. Elle a éprouvé, il y a huit ou dix jours, par suite de nouveaux efforts pour soulever sa mère, des douleurs vagues dans le ventre, surtout à la région hypogastrique, accompagnées de difficultés d'uriner et sensation d'un poids lourd au fondement. Cette difficulté s'est changée peu à peu en une rétention complète d'urine; les douleurs abdominales ont été si fortes que l'on a pu croire encore une fois à une fausse couche. Aujourd'hui l'abdomen est très-sensible; respiration difficile, extrémités infiltrées. L'état de la malade est tellement grave que depuis six jours elle n'a pu entrer dans son lit; et tout le temps, elle l'a passé moitié assise, moitié couchée dans un fauteuil représentant un plan incliné et presque sans pouvoir faire le moindre mouvement. Douleurs utérines expulsives et très-rapprochées; il y a soif, fré-

(1) *Mémoire* sur la rétroversion utérine pendant la grossesse. — *Gazette méd. de Paris*, t. III, 1832.

quence du pouls, abattement. Depuis six jours cette femme n'a pu rendre ni vents, ni urines, ni matières fécales. La sage-femme qui l'assiste encore affirme que les accidents sont les mêmes que dans l'observation précédente; ils ont été produits par la même cause , à la même époque de la grossesse. La maladie n'a cessé dans le premier cas qu'après l'avortement : on s'attend donc aux mêmes résultats. La sage-femme explore en notre présence l'état de la matrice, et nous dit sentir à travers le col, qui est très-dilaté , une masse inégale recouverte par les membranes amniotiques , évidemment fournie par le produit de la conception, prêt à être expulsé. Doutant de l'exactitude de ces faits, nous nous en assurons nous-mêmes.

A l'entrée du vagin se trouve une tumeur volumineuse, recouverte par la paroi postérieure de ce conduit, qui est plissée, ramollie et appliquée contre la paroi antérieure. Cette tumeur presse l'urètre contre le pubis et nous paraît remplir toute l'excavation pelvienne, qui cependant a une grande capacité. Le col de l'utérus, courbé en forme de demi-cercle et ramolli, est situé très-haut derrière le pubis; on ne peut l'atteindre qu'avec peine et en déprimant la tumeur fortement en arrière. Le fond de cet organe, que nous explorons par l'anus, est logé dans la concavité du sacrum.

La dilatation prodigieuse de la vessie , la tension et l'extrême sensibilité du ventre et des parties génitales s'opposent à toute manœuvre pour rendre à l'utérus sa position naturelle. Nous sondons la malade, et cette opération, suivie de l'écoulement de sept à huit litres d'urine, procure un grand soulagement. La douleur et la tension de l'abdomen offrent une diminution rapide qui rend bientôt la liberté aux mouvements musculaires; les tranchées utérines cessent instantanément, et la malade, qui depuis six jours n'avait pas quitté son fauteuil, se lève avec joie et gagne en courant son lit. Alors cette femme étant couchée sur le dos, les jambes fléchies et écartées, nous introduisons deux doigts de la main gauche dans le vagin et deux doigts de la main droite dans le rectum; puis agissant avec mesure et en sens inverse sur le col et sur le corps, nous le ramenons peu à peu dans la direction verticale. Ce viscère se prête à tous les mouvements que nous lui imprimons avec la plus grande facilité, provenant du vide produit par l'issue de l'urine, la grande capacité du bassin et la grande laxité des ligaments; le relâchement est tel que la matrice, abandonnée à son propre poids, se précipite en entraînant le vagin. Le corps vient faire saillie à la vulve , tandis que le corps retenu par le détroit inférieur porte contre le pubis et comprime l'urètre. La saillie considérable de l'angle sacro-vertébral s'opposant au mouvement d'ascension directe et en arrière que nous imprimons à la matrice, nous la ramenons en avant et en haut, et sans beaucoup de difficulté nous parvenons à lui rendre sa position verticale; seulement, pour l'y maintenir, nous sommes obligés de l'appuyer sur le pubis. Mais comme cette circonstance produirait inévitablement une nouvelle rétention d'urine dont la suite probable serait une nouvelle rétroversion, nous laissons à demeure une sonde d'argent qu'on débouchera toutes les deux heures. La malade restera au lit, évitant tout mouvement qui pourrait déplacer la sonde.

Cette femme se croyant guérie sans retour, tant elle éprouve de bien-être, ne tarde pas à quitter son lit malgré nos recommandations expresses. La sonde se dérange, le cours de l'urine se suspend, de nombreuses douleurs se manifestent, et aussi peu à peu se développent tous les phénomènes précédemment observés. Nous ne sommes appelés que trois jours après, et déjà la malade est dans un état presque aussi grave que lors de notre première visite. Les mêmes moyens, mis de nouveau en usage, amènent les mêmes résultats. Nous recommandons ensuite et d'une manière bien formelle le repos au lit et surtout de faire replacer la sonde, si par une nouvelle imprudence elle venait à se déranger. Cet accident a lieu le lendemain de notre visite. Le chirurgien du village est demandé, il ne peut parvenir à remettre cette sonde, et tous les accidents se développent encore avec la même intensité. Appelé de nouveau quelques jours après, et trop éloigné de la malade pour venir la sonder dès qu'elle en aurait besoin, nous demandons qu'on l'amène à la ville, et là, après avoir replacé l'utérus et évacué l'urine, nous veillons à ce que le cours de ce liquide ne soit plus interrompu. Les symptômes disparaissent rapidement. La sonde laissée à demeure est débouchée toutes les deux heures. Le jour la malade peut se tenir levée une partie du jour ; pendant ce temps la sonde est ôtée, mais on a soin de la remettre à des intervalles assez rapprochés pour évacuer l'urine qui ne sort pas sans cette précaution. La constipation a disparu. Le vingt-cinq février, la femme Mineau peut se tenir levée toute la journée, uriner sans sonde, pourvu qu'elle ait soin de se coucher quelques minutes quand elle en éprouve le besoin ; car la position horizontale sur le dos est toujours indispensable pour que l'évacuation de l'urine ait lieu. Le premier mars, il y a quatre mois révolus de grossesse, la matrice commence à déborder le détroit supérieur, le cours de l'urine n'est plus intercepté que par moment, et cette interruption cesse toujours aussitôt que la malade se met au lit. Du reste, l'état général est parfait. — Elle accouche heureusement à terme.

Observation IV, par M. Parent.

La même femme Mineau, enceinte pour la quatrième fois, parvenue au troisième mois de sa grossesse, éprouva encore, à la suite des mêmes causes, des douleurs dans l'abdomen, accompagnées de gêne dans la marche, difficulté d'uriner, sensation d'un poids incommode sur le fondement. Quelques jours après, et malgré les soins d'un chirurgien appelé pour sonder la malade, mais qui ne peut en venir à bout, la rétention d'urine est complète. Les douleurs utérines se manifestent, deviennent expulsives et si fréquentes que la fausse couche semble immédiate. Cette femme, éclairée par l'expérience, vient elle-même réclamer nos soins sans plus tarder afin de prévenir les suites de ce qu'elle éprouve. Il y a déjà tuméfaction, sensibilité du ventre, commencement d'infiltration des extrémités inférieures, gêne de la respiration. L'utérus est précipité dans l'excavation pelvienne inférieure; son col, long et ramolli, proémine entre les grandes lèvres; son corps, développé par le produit de la conception, porte contre le pubis sur le détroit inférieur et suspend le cours de l'urine par la compression qu'il exerce sur l'urètre. En un mot, les phénomènes observés aujourd'hui sont tellement analogues à ceux qu'ont offerts les deux affections précédentes dans leur principe, qu'il est impossible de mettre en doute l'identité de ces trois maladies parvenues à trois degrés différents.

Nous donnons issue à la grande quantité d'urine qui déjà remplissait la vessie, à l'aide d'une sonde d'argent que nous laissons à demeure, et nous prescrivons à la malade de la déboucher toutes les deux heures et de se tenir couchée sur le dos. Le malaise et les tranchées intérieures cessent immédiatement; trois jours après la sonde est enlevée, la malade peut uriner seule quand elle est au lit et dans une position horizontale. Bientôt l'utérus se développe et s'élève par les progrès de la grossesse. Le col s'éloigne de la vulve; la compression exercée sur l'urètre cesse peu à peu, et le huitième jour la femme Mineau peut rester levée, aller et venir avec aisance, pourvu que toutes les deux heures elle ait la précaution de se jeter sur son lit pendant quelques minutes pour pouvoir uriner. — La malade accouche heureusement à terme.

Nous voyons donc la femme Mineau accoucher une première fois à terme sans avoir éprouvé aucun accident durant sa grossesse. Elle redevient enceinte une seconde fois; arrivée à trois mois et demi, à la suite d'un effort, elle éprouve les accidents d'une rétroversion, accidents méconnus par une sage-femme et un médecin. Le fœtus est expulsé, et tous les accidents cessent. Dans le cours d'une troisième grossesse, à trois mois et demi, la même femme, sous l'influence de la même cause, est prise des mêmes accidents, qui cette fois sont reconnus pour être ceux d'une rétroversion. La réduction de la matrice est faite successivement trois fois; enfin, la femme accouche à terme. Dans le cours d'une quatrième grossesse, mêmes accidents, même résultat.

Nous voyons donc trois rétroversions survenues dans trois grossesses successives. Du reste, des faits semblables ont été cités par plusieurs auteurs et par Burns en particulier. Peut-être pourrions-nous nous étonner de n'en pas trouver un plus grand nombre.

Epoque de la grossesse. — Sur cinquante deux cas, nous trouvons :

    1 cas de rétroversion survenu à un mois.

    2 cas   —   — à un mois et demi.

    7 cas   —   — à deux mois.

  11 cas   —   — à trois mois.

  10 cas   —   — à trois mois et demi.

  16 cas   —   — à quatre mois.

    4 cas   —   — à cinq mois.

    1 cas   —   — à sept mois.

D'après ce tableau, nous voyons que c'est dans le cours du troisième mois que la rétroversion se voit le plus fréquemment, puisque nous avons vingt-un cas sur cinquante-deux, c'est-à-dire presque la moitié. Puis vient le quatrième mois.

La rétroversion à un mois de grossesse est donc un fait rare, puisque nous n'en avons que deux cas.

C'est de deux à quatre mois que cet accident se rencontre le plus fréquemment ; à cinq mois, les cas de rétroversion deviennent rares. Williams Bartlett cite une rétroversion survenue à sept mois ; c'est là un fait exceptionnel. En effet, connaissant le développement acquis par la matrice à cinq mois et surtout à sept mois de grossesse, il nous est impossible d'admettre le fait, sans supposer deux conditions préalables : 1° ou bien la cavité pelvienne a une ampleur exceptionnelle ; 2° ou bien l'œuf contient une très-petite quantité de liquide amniotique ; ce dernier cas ne pourrait s'admettre toutefois que pour les grossesses de cinq mois. Plus tard, le développement de l'œuf sera toujours tel que, dans un bassin de conformation normale, la rétroversion deviendra impossible.

Observation V.

Rétroversion utérine au septième mois de la grossesse. — Troubles généraux.—
Réduction en introduisant la main tout entière dans le vagin,

Par Williams Bartlett (1).

Madame E. S., âgée de vingt-neuf ans environ, d'une constitution délicate, molle, au septième mois de sa grossesse, fut prise, le 8 août, de fréquentes envies d'uriner et d'aller à la selle ; mais elle n'urinait qu'avec difficulté. Sentiment de faiblesse et de malaise qui n'empêche cependant pas la malade de vaquer à ses occupations habituelles. Après cinq ou six heures de souffrances, et tandis qu'elle marchait dans sa chambre, il lui sembla tout à coup qu'elle *avait perdu son ventre.* Cette sensation fut aussitôt suivie de la suppression d'urine, de douleurs dans les lombes, l'abdomen, les aines, surtout dans la gauche, que madame E. S. prit pour les premières douleurs de l'enfantement. En pratiquant le toucher, M. Bartlett vit son doigt arrêté, dès qu'il eut franchi la vulve, par une tumeur conique, et en cherchant l'orifice de l'utérus, il sentit distinctement, à travers les parois de ce viscère, les-pieds du fœtus, dont les talons étaient tournés vers les parties internes de la génération. Le doigt passait facilement entre la tumeur et le pubis, sans pouvoir atteindre le museau de tanche, et vers le sacrum, il éprouvait de la résistance de la partie postérieure du vagin. La portion de la tumeur qui était comprimée par le sacrum était irrégulière et faisait éprouver au doigt la sorte de chevauchement que présentent souvent les pariétaux dans la dernière période du travail. Outre les symptômes déjà notés, anxiété de la face, pouls vif et irritable, peau chaude, céphalalgie, nausées ; l'abdomen au-dessus du pubis était sensible au toucher, mais mou et flasque, et ne ressemblait en rien à l'abdomen d'une femme arrivée au septième mois de sa grossesse. Au moyen de la sonde, émission de plus de deux pintes d'urine de couleur de paille, lavement émollient, mucilages salins avec teinture d'opium ; on recommande le repos le plus absolu.

Le 9, aggravation des symptômes ; peau plus chaude, pouls petit, tendu. 110 pulsations par minute ; augmentation de la sensibilité de l'abdomen, douleur des lombes au même degré, nausées, fourmillements fréquents, céphalalgie, soif intense, rétention d'urine. — Saignée du bras, de douze onces, potion anti-émétique, lavements émollients, fomentation avec la décoction de tête de pavot. — On sonde la malade.

Le soir, diminution de la céphalalgie et de la chaleur de la peau ; vomissements moins fréquents.

Le 10, peau chaude, soif intense, vive céphalalgie, délire la nuit dernière,

(1) *Bibliothèque méd.*, t. LXXVI, p. 123.

pouls plein. Saignée du bras. Après avoir sondé la malade, M. Bartlett essaye
de replacer l'utérus et introduit à cet effet un doigt dans l'anus, et un autre
dans le vagin ; mais la portion postérieure de la tumeur formée par la matrice est tellement enclavée dans le bassin qu'il ne peut la dégager. Aban-
donnant alors le procédé de Grégoire, il introduit, à l'exemple de Baudeloc-
que, la main dans le vagin, et après une ou deux pressions de quelques
minutes, il réussit à opérer la réduction complète. Un doigt porté dans le
vagin rencontre facilement le museau de tanche. Aussitôt la réduction opérée, les vomissements cessèrent, la céphalalgie et la fièvre se calmèrent,
mais la sensibilité générale de l'abdomen continua encore deux ou trois
jours. Au bout de quelques jours, Mme E. S..., ennuyée de garder le lit, se
leva, et une nouvelle rétroversion eut lieu le 18 du même mois ; mais
M. Bartlett y remédia avec facilité, et la malade observa le repos avec plus
de docilité. Il lui conseilla de se tenir une fois ou deux par jour sur les
coudes et sur les genoux et de garder cette position le plus longtemps possible. Elle se rétablit parfaitement et accoucha, après un travail de dix ou
douze heures, d'un enfant à terme, qui présentait la face tournée vers la
symphyse du pubis de la mère.

Enfin l'on a cité des cas de rétroversion utérine survenue après l'a-
couchement. Nous n'en avons trouvé que trois exemples : le premier
appartient à Vermandois et se trouve dans le *Journal de Médecine ;*
les deux autres, que nous reproduisons, ont été observés par MM. Martin, de Lyon, et Bleynie.

OBSERVATION VI.

Rétroversion utérine après l'accouchement,

Par M. MARTIN de Lyon.

M..... accouche heureusement le 5 janvier 1804. Tout va bien jusqu'au
sixième jour. La chute d'un de ses enfants en bas âge qui jouait près de son
lit lui ayant fait faire un mouvement brusque, elle ressentit aussitôt des
douleurs dans le bas-ventre, suivies de difficultés d'uriner, météorisme abdominal ; les lochies diminuent, les seins se flétrissent. Bientôt les urines et
les selles sont complétement supprimées. Appelé le huitième jour de l'accident, je trouvai : météorisme très-douloureux du ventre, lochies peu abondantes, mélangées avec des glaires sanguinolentes qui s'échappent du rectum. Suppression absolue des selles et de l'urine ; tumeur du volume de la
tête d'un enfant, douloureuse au toucher, remplissant la cavité du vagin et
refoulant la paroi postérieure de ce conduit du côté de la vulve, de manière
à former au-devant du rectum une saillie qu'on aurait pu prendre pour un
vice de conformation. Ne connaissant pas d'exemple de rétroversion de ma-

trice après l'accouchement, j'aurais méconnu ce cas si je n'eusse rencontré le col derrière et presque au-dessus du pubis, tendant par cette position vicieuse la paroi antérieure du vagin et formant sur les côtés deux espèces de brides qui partaient de la partie inférieure de la vulve. Je m'aperçus qu'en abaissant le col avec un doigt introduit dans son orifice, tandis qu'avec deux doigts de l'autre main portés dans le rectum je soulevais le fond de la matrice, je facilitais l'écoulement des lochies retenues par cette position contre nature et qu'en même temps l'urine s'écoulait. Les douleurs me forcèrent de suspendre ces tentatives.

Je prescris des fomentations émollientes sur le ventre et la vulve, des injections de même nature dans le vagin et le rectum. La femme fut placée de manière à ce que le bassin fût plus élevé que le dos, la tête rapprochée de la poitrine, les jambes et les cuisses relevées et fléchies. Dans la nuit on fit mettre la femme sur les coudes et les genoux et on essaya d'abaisser le col : il s'écoula assez d'urine. Un nouvel essai soulagea la malade à la suite d'une sortie de l'urine. Alors, avec deux doigts portés au-dessous du fond de la matrice, l'utérus se replaça.

Observation VII.
Rétroversion quarante-huit heures après l'accouchement.
par M. Bleynie (1).

J'ai eu l'occasion d'observer un cas de rétroversion complète de l'utérus, s'accompagnant des mêmes accidents du côté de la vessie et du rectum, arrivée chez une femme accouchée dequis quarante-huit heures. Ce déplacement avait été occasionné par une chute que la femme avait faite dans le corridor de sa maison, ayant été obligée de sortir du lit pour répondre au boulanger.

Après avoir inutilement essayé de redresser l'utérus, en repoussant le fond avec deux doigts, et en accrochant le col, j'opérai comme chez les autres femmes, et l'utérus fut remis en place.

Nous verrons plus loin quel est le procédé de réduction employé par M. Bleynie.

La rétroversion de la matrice après l'accouchement paraît donc un fait très-rare, et cependant nous croyons, comme Martin (de Lyon), que l'on doit s'en étonner ; les accidents auront été confondus souvent avec ceux qui suivent les couches. « En effet, dit ce chirurgien, le volume que la matrice conserve dans les premiers jours de l'accouchement, la pesanteur, le relâchement des ligaments qui l'assujettis-

(1) *Bulletin de la Soc. méd.* de Limoges, 1852.

sent, la dilatation du vagin et des parties molles adjacentes, l'afflux des humeurs lymphatiques qui viennent les abreuver, doivent être considérés comme autant de circonstances favorables à ce déplacement ; on pourrait même dire que la rétroversion de matrice doit alors s'opérer plus facilement que dans les premiers mois de la grossesse. L'observation prouvera peut-être plus tard qu'il en est ainsi (1). »

On a cité des cas de rétroversion au moment de l'accouchement. Deventer, le premier (2), a décrit cet état de l'utérus sous le nom d'obliquité postérieure. Ce fait a été constaté depuis par Merriman, par Mme Boivin, qui le désigne sous le nom d'*obliquité suspubienne* ou d'*obliquité postérieure*, par MM. Billi, Velpeau, Cazeaux, etc. Un grand nombre d'accoucheurs contestent la possibilité de cet accident : « Cette rétroversion partielle, dit Scanzoni (3), est plutôt un vice de conformation qu'une déviation. La paroi postérieure du fond de l'utérus prend la forme d'un sac et s'enfonce dans les replis de Douglas. Nous n'avons observé cette anomalie que dans les deux derniers mois de la grossesse, alors que le fœtus devient plus résistant, tandis que les parois utérines sont moins épaisses, plus lâches, et cèdent plus facilement. On comprendra, en effet, que cette anomalie serait impossible dans les premiers mois, quand l'utérus oppose une plus grande résistance et quand le fœtus est trop faible et trop peu développé pour déformer ainsi la matrice. »

Le fait de M. Billi nous paraît cependant ne pas laisser de doutes sur la possibilité d'une rétroversion au moment de l'accouchement à terme.

(1) Martin (de Lyon), *loc. cit.*

(2) Observ. importante sur le *Manuel des accoucheurs*, trad. du latin par Brenier d'Ablaincourt. — Paris, 1734.

(3) *Précis de l'art des accouchements*, trad. de Picard, p. 115.

Observation VIII.

Rétroversion utérine au moment de l'accouchement

par M. Billi (1).

Le 1er février de l'année courante (1844), il fut apporté à la clinique obstétricale de cette ville, une femme âgée de vingt-huit ans, d'un tempérament lymphatique, d'une taille moyenne, qui se trouvait depuis la veille en travail d'accouchement.

Sept ans auparavant, elle avait mis au monde naturellement et au terme ordinaire un fœtus vivant et bien développé : sauf un état habituel de constipation, la santé de cette femme avait toujours été florissant. Dans cette seconde grossesse, la constipation devint beaucoup plus grande dès les premiers jours, et vers le troisième mois environ de la gestation, la femme commença à éprouver une sensation pénible, comme d'un corps volumineux, dans la cavité du petit bassin.

Au quatrième mois, des tiraillements fort douloureux se firent sentir à la région des aines, à la partie interne des cuisses et aux lombes. Au cinquième mois, un tiraillement douloureux du vagin vint s'ajouter à cet état; l constipation devint encore plus grande et l'émission des urines ne s'effectua plus que difficilement.

Au sixième mois, tous les désordres que nous venons de décrire étaient plus considérables. Pendant le septième mois, cette femme fut, en outre, tourmentée par de très-vives douleurs dans l'intérieur du petit bassin et à la partie antérieure de l'abdomen, douleurs qui la contraignirent à garder le lit; les urines n'étaient expulsées qu'avec de grands efforts, et les évacuations alvines n'avaient lieu qu'avec d'incroyables difficultés, malgré l'usage répété des purgatifs et des lavements.

Vers le milieu du huitième mois (le 28 janvier), il s'écoula du vagin une assez grande quantité d'eaux ; celles-ci, blanchâtres dans le principe, prirent ensuite une teinte d'un vert foncé, et il en résulta pour la femme un grand soulagement.

Le 31 au soir, les douleurs qui annoncent l'accouchement s'étant manifestées, la femme fit appeler une sage-femme : celle-ci n'ayant pu, après des explorations répétées, trouver l'orifice de l'utérus, réclama l'avis d'un chirurgien ; ce chirurgien, ainsi que deux autres de ses confrères qui furent appelés plus tard, pensa qu'il s'agissait d'une grossesse extra-utérine. La femme fut apportée le jour suivant à l'hospice de la Maternité.

Les renseignements, que nous avons donnés jusqu'ici, nous furent fournis par la femme et l'accoucheuse qui l'assistait. Ayant examiné l'abdomen

(1) *Gaz. med. de Milana*, 4 janvier 1845. — *Annales de chirurgie française et étrangère*, 1846, t. XV, p. 113.

de la patiente, je sentis à travers ses parois un corps d'un volume pareil à celui que présente habituellement l'utérus au neuvième mois de la grossesse : par l'exploration interne, je pus ensuite m'assurer que la conformation du bassin était normale, que son ouverture supérieure, ainsi qu'une grande partie de son excavation, était occupée par un corps de forme ronde, placé entre le rectum et le vagin, et recouvert par la paroi postérieure de ce dernier organe. Le canal vaginal était un peu comprimé entre cette tumeur et le pubis ; le doigt introduit dans le vagin ne parvint pas à toucher l'orifice de l'utérus.

Pour reconnaître où était cet orifice et où arrivait le fond du vagin, j'introduisis dans celle-ci une sonde de femme, laquelle pénétra si haut, que, de l'extérieur, on sentait son extrémité à cinq travers de doigt au-dessus du pubis. Du vagin s'écoulait un liquide qui ressemblait aux eaux de l'amnios, colorées par du méconium.

Ayant introduit ensuite le doigt dans l'anus, je trouvai le rectum comprimé par la tumeur décrite ci-dessus, contre la paroi postérieure du bassin, et je pus m'assurer aussi que cette tumeur n'était autre chose que la tête du fœtus dont on reconnaissait distinctement une fontanelle et les sutures. Au moyen du stéthoscope, je ne pus pas entendre les battements du cœur du fœtus, dont la femme ne sentait plus depuis trois jours les mouvements actifs. Les douleurs de l'accouchement ne se faisaient sentir qu'à des intervalles éloignés.

Je soupçonnai ce dont il s'agissait ; mais, pour en avoir la certitude, je fis coucher la femme sur le côté droit, j'introduisis la main gauche dans le vagin, et ayant franchi avec quelque difficulté le point où ce canal se trouvait comprimé, je portai les doigts jusqu'au lieu où parvenait la sonde, et là je trouvai l'orifice de l'utérus. Sa configuration était celle d'une fente de l'étendue de 27 millimètres d'un côté à l'autre, et de 9 millimètres d'avant en arrière. Je pus même, avec le bout d'un doigt, pénétrer dans son intérieur et toucher la partie par laquelle se présentait le fœtus, partie que sa mollesse et les autres signes déjà décrits me firent reconnaître pour les fesses.

D'après toutes ces observations, il ne me resta plus de doutes : le fœtus était dans l'utérus. Cet organe, avec une partie de son fond, se trouvait en bas dans la concavité du sacrum, tandis que son orifice était en haut, à peu de distance de l'ombilic de la femme.

Pour que l'accouchement pût s'effectuer, il était donc nécessaire de reporter le fond de l'utérus en haut et son col en bas. A cet effet, je fis placer la femme sur le lit presque transversalement et couchée sur le flanc. Je posai une main sur le ventre à l'endroit qui correspondait à l'orifice de l'utérus et j'introduisis l'autre dans le vagin. Avec le poing serré de cette dernière, je poussai graduellement sur la partie de l'utérus qui occupait le petit bassin, agissant d'arrière en avant et de bas en haut. Par ce moyen je réussis, non sans difficulté, à la faire passer au-dessus de l'ouverture supérieure du bassin. Alors, avec la main placée sur les parois abdominales, comprimant l'autre extrémité de l'ovale formé par l'utérus, je fis exécuter à celui-ci un mouvement de demi-cercle par lequel son fond, parcourant la partie interne postérieure de l'abdomen, vint se porter en haut, tandis que l'orifice gagnait le bas. Cette manœuvre fut d'une courte durée. La femme assura qu'elle avait très-peu souffert pendant que je la pratiquai.

En introduisant le doigt dans le vagin, on put alors reconnaître que l'orifice de l'utérus avait la forme ci-dessus décrite ; au fond de cet organe, exploré à travers les parois abdominales, on remarquait à gauche un sillon profond dû à la pression qu'il avait souffert dans le détroit supérieur du bassin. J'exécutai cette opération au commencement de la nuit, et dans le cours de celle-ci la femme eut des douleurs d'accouchement séparées les unes des autres par de longs intervalles de calme.

A sept heures du matin, l'orifice de l'utérus avait une forme presque circulaire ; il se trouvait au centre du bassin ; il en sortait des eaux noirâtres et fétides, et l'on pouvait toucher distinctement les fesses du fœtus. La femme se plaignait de douleurs dans le ventre ; l'utérus était douloureux au contact, le pouls fébrile. Une saignée du bras dissipa tous ces symptômes, et à onze heures du matin l'accouchement s'effectua naturellement dans la première position, par les fesses.

Le fœtus était mort, il pesait 4 kilog. 250 grammes, sa longueur était de 30 centimètres. Tout se passa régulièrement pendant les premiers cinq jours qui suivirent l'accouchement ; mais, au sixième, la sécrétion du lait diminua ainsi que l'écoulement des lochies, l'utérus devint douloureux et la fièvre se déclara. Une application de sangsues aux grandes lèvres suffit pour dissiper ces phénomènes morbides. Grâce à elle, l'accouchée put, douze jours après sa délivrance, sortir de la Clinique dans un état de santé parfaite.

L'auteur cherche à expliquer ce fait singulier. Comme lui, nous sommes disposé à admettre l'existence de la rétroversion dès le troisième mois de la grossesse. A cette époque, l'utérus fit une bascule complète et put se développer dans cette singulière position.

Le fait de Merriman et celui de M. Velpeau sont-ils semblables au précédent et s'expliquent-ils de la même manière ? Nous n'oserions le dire. Dans l'incertitude où nous sommes et ne voulant pas juger une question pour la solution de laquelle les faits manquent, nous

nous contenterons de rapporter ici ces deux observations sans commentaire.

OBSERVATION IX.

Rétroversion utérine au moment de l'accouchement,

Par M. MERRIMAN (1).

Mme F.... éprouva les premières douleurs de l'enfantement le 16 juin 1806. Presque au même instant, elle perdit un peu d'eau, et dès lors ses douleurs revinrent à des intervalles éloignés, mais fortes et énergiques. Lorsque, dans le cours de la journée, la malade fut examinée, voici ce que l'on constata : toute la partie postérieure du bassin était remplie par une tumeur globuleuse qui empêchait le doigt de se diriger vers le coccyx et le sacrum; l'index était obligé, en suivant la surface de cette tumeur, de se porter vers les os pubis, et il pouvait dans cette direction se porter au-dessus de la crête pubienne; mais ni là, ni ailleurs, il ne pouvait sentir le col de l'utérus.

En introduisant le doigt dans le rectum, il semblait que la tumeur était formée par l'utérus, à travers la paroi duquel on sentait quelque partie volumineuse de l'enfant; mais il était impossible de distinguer si c'était la tête ou les fesses.

Le 17, l'écoulement du liquide amniotique continua, les douleurs étaient toujours très-vives et la tumeur plus rapprochée du périnée. La femme fut prise de convulsions de fièvre et de délire; mais la saignée et les purgatifs mirent fin à ces accidents.

Le 18 et le 19 ne présentèrent rien de particulier à noter; les douleurs continuèrent cependant, elles furent moins fortes que les jours précédents.

Le 20, on fit un nouvel examen. La tumeur présentait la même forme et le même volume, masquant complétement la face antérieure du sacrum, car le coccyx lui-même ne put être senti qu'en introduisant un doigt dans le rectum. Lorsque le doigt était porté en avant, la seule direction dans laquelle il pût pénétrer, il atteignait au-dessus du pubis; mais là encore il ne put trouver le col. Cependant, en retirant le doigt, on sentit quelque chose d'inégal qui fit croire que le col se trouvait au-dessus de la symphyse, et nous fit espérer qu'un changement était sur le point de se faire dans la position de l'utérus. Notre espoir ne fut pas trompé; car, dans le jour suivant, le 21, on aperçut un changement très-remarquable dans la situation de la tumeur globuleuse qui occupait le bassin; les douleurs étaient devenues plus énergiques, et la tumeur, qui auparavant appuyait sur le périnée, sembla s'être un peu portée en arrière, tandis qu'une masse aplatie (la tête du fœtus dans

(1) Cazeaux, *Traité de l'art des accouchements*, 1853, 4ᵉ édit., p. 690.

un état complet de putréfaction) était fortement poussée en bas entre le pubis et la tumeur utérine. Après quelques heures d'actives douleurs, la tumeur remonta au-dessus du détroit supérieur et ne put plus être sentie; mais alors le col de l'utérus fut aisément distingué, quoique encore très-élevé. On jugea convenable de pratiquer la perforation du crâne, et quelques douleurs terminèrent le travail.

OBSERVATION X.

Rétroversion au moment de l'accouchement.

par le professeur VELPEAU (2).

Sur une femme qui vint faire ses couches à mon amphithéâtre, au mois de mai 1828, le fond de l'utérus était plutôt incliné en arrière qu'en avant. La tète du fœtus formait au-dessus du détroit une saillie considérable qui descendait jusqu'auprès de la vulve et se trouvait au-devant de la symphyse des pubis. Les parois du ventre étaient d'ailleurs si minces qu'on sentait aisément la tête, ses fontanelles et ses sutures, à travers leur épaisseur. L'occiput était à droite et la face à gauche. Le pariétal droit apparaissait contre la face antérieure de la symphyse pubienne, et le gauche se trouvait en avant. Le col utérin, qu'il fallait aller chercher au niveau du détroit supérieur, semblait être creusé dans l'épaisseur de la matrice, ce qui lui donnait beaucoup plus de longueur en arrière que dans le sens contraire. Pour trouver l'orifice et pénétrer vers la tête de l'enfant, je fus obligé de recourber le doigt de manière à le faire passer horizontalement au-dessus des pubis. Une pareille disposition me surprit et j'en fis part aux élèves, qui en constatèrent facilement l'existence. La marche du travail en fut tellement entravée, qu'après sept jours de douleurs et de contractions assez fortes, le col, quoique très-mou et très-dilatable, ne s'était que légèrement entr'ouvert. Désormeaux, que j'invitai à venir examiner ce fait remarquable, avoua n'avoir encore rien observé de semblable et pensa, comme moi, qu'il fallait, à l'aide de la position et de l'action de la main convenablement combinées, tâcher de reporter la tête dans le centre du détroit supérieur en la faisant glisser de bas en haut et d'avant en arrière par-dessus les pubis. Je commençai à exécuter cette manœuvre à huit heures et demie et la continuai en alternant avec plusieurs élèves jusqu'à neuf heures. De ce moment il n'y eut plus de tumeur au-devant de la symphyse, et le travail marcha si rapidement qu'en moins d'une heure on vit l'enfant sortir et la délivrance elle-même se terminer.

Selon M. Velpeau, un pareil état semble se rattacher : 1° à l'incli-

____

(1) *Cours d'accouchement,* t. II, p. 227.

naison postérieure de la matrice; 2° à l'inclinaison outrée du détroit supérieur ; 3° à quelque position déviée de la tête du fœtus ou peut-être à l'épaisseur et à la densité inégale des parois de l'utérus. C'est à ce déplacement qu'il faut rapporter les positions décrites sous le nom de *sus-pubiennes* par madame Lachapelle.

Dimension du bassin. — Il est deux vices de conformation qui pourront être causes prédisposantes à la rétroversion ; nous voulons parler de l'excès d'amplitude du bassin et de l'exagération de la saillie sacro-lombaire. Pendant la grossesse, l'utérus, trouvant dans l'excavation plus d'espace, y séjourne et s'y développe jusqu'à une époque plus avancée, et le volume de l'organe, comprimant le rectum et la vessie, détermine souvent dans ces parties un ténesme excessif qui devient très-douloureux pour la femme. Quelquefois même le cours des urines, des matières fécales est difficile, et l'on voit se développer, par suite de la gêne apportée dans la circulation des extrémités inférieures, des varices, une infiltration considérable et des tumeurs hémorrhoïdales. Si cet excès d'amplitude porte spécialement sur l'excavation, les détroits n'ayant à peu près que leurs dimensions normales, le fond de la matrice se renverse souvent dans la cavité sacrée : plus tard, quand son volume est trop considérable pour qu'elle puisse prolonger son séjour dans le petit bassin, elle rencontre, de la part du détroit supérieur, des difficultés qu'elle ne peut vaincre, et la gêne apportée, dans l'un et l'autre cas, au développement ultérieur de l'organe, détermine souvent l'avortement (1).

Ainsi donc, quand l'excès d'amplitude porte sur l'excavation, la matrice a une très-grande tendance à se renverser en arrière, c'est ce que nous avons déjà constaté dans l'observation de M. Bartlett (2).

On comprend encore comment la matrice, arrivée au quatrième mois de la grossesse, au moment où elle sort de l'excavation, peut rencontrer une saillie exagérée de la symphyse sacro-iliaque et être

(1) Cazeaux, *Traité des accouchements*, 4ᵉ édit., 1853. p. 584,
(2) Voir obs. V.

précipitée dans l'excavation. L'observation suivante, due au docteur Parent, en est un bel exemple.

OBSERVATION XI.

Rétroversion complète. — Saillie considérable de l'angle sacro-vertébral. — Introduction de la main dans le rectum. — Réduction.

par M. PARENT (1).

La femme Courtot, de Savigny, près Beaune, âgée de 39 ans, constitution lympathico-nerveuse, sujette à la leucorrhée, mère de deux enfants, dont le plus jeune a 10 ans, n'ayant jamais eu de déplacement de matrice, éprouva, sans cause connue, au troisième mois de sa grossesse, dans la nuit du 4 au 5 mars 1826, une impossibilité subite et complète d'uriner. Cet accident disparaît dans la matinée, ne laissant après lui que quelques douleurs vagues et passagères. Quinze jours après, cette femme soulève avec effort un fardeau très-pesant sans en ressentir aucun effet immédiat. Mais la nuit suivante, s'éveillant comme d'habitude et s'agenouillant pour uriner, elle éprouve une grande difficulté; l'urine ne sort que goutte à goutte. Peu d'instants après, des douleurs vagues se font sentir dans les lombes et s'étendent à la région hypogastrique. Le jour suivant, cet état continue et s'aggrave, le cours de l'urine se suspend tout à fait; les douleurs utérines sont plus vives et plus fréquentes, les selles deviennent impossibles. La malade éprouve la sensation d'un corps étranger pesant sur le fondement. On fait venir une sage-femme, qui juge, par l'intensité des douleurs, que la fausse couche est prochaine; mais elle cherche en vain le col de l'utérus. Le deuxième jour, 29 mars, les mêmes accidents prenant de l'intensité, il ne sort plus qu'un peu d'urine par regorgement lorsqu'on pratique le toucher. Même état les deux jours suivants. Enfin, le 25 mars, nous sommes appelés près de la malade que nous trouvons dans l'état suivant :

Tuméfaction, sensibilité, tension considérable du ventre. Météorisme qui, s'étendant jusqu'à l'épigastre, rend la respiration courte et difficile; douleurs expulsives fortes et fréquentes; vive sensibilité à la région hypogastrique; rétention complète d'urine, constipation, soif, pouls fréquent, insomnie, impossibilité de rester au lit.

A l'entrée du conduit vulvo-utérin, nous sentons en arrière un rebord assez saillant, puis une tumeur volumineuse recouverte par la paroi postérieure du vagin, dont elle obstrue supérieurement toute la capacité en appliquant ses deux parois l'une contre l'autre. Cette tumeur, contenue

(1) *Gaz. méd.,* 1832, t. III.

dans l'excavation pelvienne inférieure qu'elle paraît remplir exactement, repose sur le périnée, entre le vagin et le rectum, dont elle a détruit les liens d'adhérence. En pressant sur cette masse résistante, de manière à la porter en haut et en arrière, nous donnons issue à quelques gouttes d'urine qui sortent par regorgement. Cherchant alors le col, nous parvenons, en portant le doigt indicateur aussi haut que possible derrière le pubis, a atteindre la lèvre antérieure, puis la postérieure, offrant toutes deux un ramollissement bien sensible. Le col présente au centre une petite ouverture à loger l'extrémité des doigts, mais qui n'existe qu'inférieurement. Il est effilé, ramolli, plus long qu'habituellement, recourbé en forme de demi-cercle, dont la convexité tournée en avant et en haut se trouve en rapport avec la paroi antérieure du vagin, fortement déprimée par le poids énorme de la vessie. Explorant ensuite par l'anus, nous retrouvons cette même tumeur arrondie, offrant un plus grand volume, logée dans la concavité du sacrum, et si à l'étroit que sa présence rend assez difficile l'introduction d'un seul doigt dans l'intestin.

Le lendemain, nous introduisons, avec quelques difficultés, une sonde dans la vessie, qui donne issue à 5 ou 6 litres d'une urine fétide et très-colorée. Cette abondante évacuation est immédiatement suivie d'un grand soulagement et d'une diminution remarquable du volume et de la sensibilité du ventre. La malade étant placée comme pour l'opération de la taille, nous introduisons deux doigts de chaque main dans le vagin et le rectum, en agissant simultanément en sens inverse sur le col et sur le fond. La matrice résiste et nos tentatives restent sans résultat. Nous faisons alors accroupir la malade sur ses genoux et sur ses coudes, position qui donne la plus grande aisance, et nous introduisons en entier la main droite dans le gros intestin. Cette introduction ne cause aucune douleur, mais donne issue à des gaz, ce qui soulage beaucoup la malade.

A travers les parois du rectum nous pouvons embrasser et soulever peu à peu toute la tumeur. Les ligaments larges, que nous reconnaissons distinctement, sont très-relâchés. L'angle sacro-vertébral fait une saillie très-prononcée qui s'oppose à ce que le fond de l'utérus soit reporté directement en haut. Alors, profitant de la grande laxité des ligaments péritonéaux et de la dilatabilité du rectum pour mettre en pratique le précepte de Capuron, nous imprimons à la matrice un mouvement de rotation sur son axe, puis nous refoulons à droite le fond de ce viscère, dont la plus grande dimension correspond ainsi au plus grand diamètre du détroit supérieur ; nous l'élevons ensuite en le ramenant au centre du bassin, de manière à lui rendre sa direction verticale. Mais comme la saillie sacro-vertébrale repousse toujours cet organe en avant et que les replis péritonéaux sont trop lâches pour le retenir, nous sommes obligés de l'appuyer sur le pubis en lui imprimant un léger mouvement d'antéversion. Nous assurons le succès de cette manœuvre à l'aide de quelques doigts de la main introduits dans le vagin.

Toutes les douleurs cessent immédiatement. Quelques laxatifs en lavement suffisent pour débarrasser le gros intestin des matières desséchées qui l'obstruent depuis plus de huit jours. La malade restera au lit couchée sur le côté; mais nous enlevons la sonde.

Le reste de la journée se passe sans douleurs; mais, malgré l'immobilité la plus complète, le cours de l'urine ne se rétablit pas; aussi le soir, douleurs légères à l'hypogastre, qui augmentent pendant la nuit. Peu à peu retour de tous les accidents. Le lendemain nous retrouvons l'utérus en rétroversion complète, la vessie très-dilatée, le ventre tendu, douleurs utérines vives et fréquentes. Nous évacuons l'urine, et, par le même procédé que la veille, nous remettons l'utérus en place. Cette fois nous laissons la sonde. Le poids de l'utérus comprime l'urètre avec tant de force qu'il aplatit une sonde de gomme élastique.

Le 30 mars la présence de la sonde d'argent devenant douloureuse, l'urine coulant d'ailleurs seule en dehors de la sonde, nous l'enlevons sans inconvénient. On tient le ventre libre, et au bout de 15 à 18 jours, la femme Courtot est parfaitement rétablie. La grossesse a suivi ses périodes naturelles et l'accouchement s'est fait sans difficulté.

Il est une cause prédisposante qui paraît avoir échappé jusqu'ici aux auteurs. *C'est l'abaissement congénital ou acquis de la matrice.*

Nous savons, en effet, que la longueur du vagin n'est pas la même chez toutes les femmes. « On rencontre des cas où le col utérin n'est pas à plus de quatre ou cinq centimètres de l'orifice vulvaire. On pourrait croire, il est vrai, à un abaissement anormal de l'utérin et expliquer de cette manière la brièveté du conduit vulvo-utérin; mais si l'on veut bien remarquer que l'on rencontre cette disposition chez des femmes qui n'éprouvent aucun symptôme morbide du côté des organes intra-pelviens, dont toutes les fonctions génito-urinaires s'accomplissent régulièrement et chez lesquelles l'utérus, fixé par ses insertions vaginales, ne peut être repoussé dans le bassin par le doigt qui le soulève, ce que l'on parvient toujours à faire dans l'abaissement, on sera bien forcé de conclure que dans quelques cas le vagin peut avoir une longueur moindre que celle qui lui est assignée comme étant la plus ordinaire (1). »

(1) Richet. — *Traité d'anat. méd. chir.*, p. 706.

D'un autre côté, nous savons que, chez les femmes qui ont eu un ou plusieurs enfants, il n'est pas rare de trouver un abaissement plus ou moins considérable de la matrice, et qui tient à un relâchement dans ses moyens de suspension. Dans ces cas, la matrice dans l'état de grossesse acquerra un plus grand développement dans l'excavation du petit bassin, et lorsqu'il lui faudra franchir le détroit supérieur, en raison même de ce développement plus considérable, elle éprouvera quelques difficultés; il pourra arriver alors que le fond vienne arc-bouter sur l'angle sacro-vertébral, et que la matrice soit précipitée dans l'excavation du sacrum.

Quelques auteurs ont accusé le vagin d'être une cause prédisposante de rétroversion. Certains anatomistes ont voulu faire jouer à cet organe un rôle dans le mode de fixation de la matrice, et ont prétendu que, après une ou plusieurs grossesses, le vagin augmentant d'ampleur ne pouvait plus soutenir la matrice; de là la cause d'abaissement de cet organe ou même de rétroversion.

Aujourd'hui, il paraît démontré d'une manière certaine que le vagin, loin d'être un moyen de suspension pour l'utérus, est au contraire, par ses insertions sur le col, soutenu par cet organe; nous n'avons donc pas à nous occuper de l'action du vagin. Mais il est une autre cause fort importante et qui a échappé à la plupart des auteurs.

L'utérus a, dans le bassin des moyens de fixité tout particuliers. Ce sont : 1° les ligaments larges, qui s'opposent aux mouvements latéraux et à l'abaissement;

2° Les ligaments antérieurs, qui sont insignifiants et qui ne peuvent s'opposer à aucun déplacement;

3° Les ligaments utéro-sacrés, qui jouent ici un rôle trop important pour que nous n'entrions pas dans quelques détails d'anatomie. Nous ne pouvons mieux faire que de faire un emprunt à l'excellent ouvrage de M. Richet : « Les ligaments postérieurs de la matrice, ou ligaments utéro-sacrés, ou recto-utérins, sont étendus de la partie inférieure du corps de l'utérus à la partie moyenne du sacrum. Ils forment deux replis semi-lunaires à concavité dirigée en dedans et interceptent entre eux une ouverture ovalaire, qui apparaît surtout lorsque l'on exerce des tractions sur l'utérus ; le fond de cette cavité est formée par la dépression séreuse recto-vaginale. Ces ligaments sont constitués par un repli du péritoine, au milieu duquel on trouve un tissu fibroïde rougeâtre, parcouru par de nombreux capillaires, et qui, moins encore peut-être que celui des ligaments larges, ressemble à du tissu fibreux proprement dit ; il est manifestement élastique et offre une résistance qui fait de ces replis utéro-sacrés de véritables ligaments (1). »

M. Aran, qui a fait une étude spéciale de la statique de l'utérus (2), modifie un peu les détails anatomiques précédents : « 1° Ce n'est pas de la partie inférieure du col de l'utérus que partent les ligaments, mais des points de réunion du col et du corps de l'utérus. Telle est la disposition de ces ligaments chez l'adulte...

« 2° Il n'y a pas, à proprement parler, deux ligaments postérieurs ; il n'y en a qu'un, c'est-à-dire que les fibres internes et postérieures qui circonscrivent l'espace recto-vaginal se continuent d'un côté à l'autre sans ligne de démarcation ; tandis que les fibres moyennes s'entre-croisent sur la ligne médiane et que les fibres externes se perdent de chaque côté dans le tissu utérin lui-même en confondant leurs inser-tions avec celles du vagin.

« 3° Les ligaments postérieurs n'interceptent pas toujours entre eux la dépression recto-vaginale, c'est-à-dire qu'ils n'embrassent pas toujours le rectum dans leur écartement postérieur. C'est la disposi-tion la plus commune, mais elle n'est pas constante.

4° Les ligaments postérieurs ne s'arrêtent pas à la partie moyenne du sacrum. Ainsi que l'a dit Antoine Petit et que paraît l'avoir bien vu M. Malgaigne, les ligaments postérieurs se portent en divergeant sur les bords latéraux du rectum et se terminent par des filaments très-déliés, qui s'étagent en quelque sorte et se perdent dans le tissu cellulaire sous-péritonéal, peut-être même dans le périoste.

(1) Richet., *loc. cit.*, p. 740.
(2) *Arch gén. de méd.*, février 1858.

. . . .

« Il ne peut y avoir de doutes sur les usages du ligament postérieur ;
il a pour but de s'opposer jusqu'à un certain point à l'abaissement de
l'utérus, et il est, en outre, destiné à assurer la situation du col de
l'utérus à la partie postérieure du bassin. Et la preuve de cet usage,
c'est que, dans la grossesse avancée (et il en est encore ainsi pendant
quelque temps après l'accouchement, ce qui favorise au plus haut
degré les déplacements), les ligaments postérieurs, devenus inutiles
pour empêcher l'abaissement de l'utérus qui est impossible, l'inclinaison du col en avant qui ne peut guère avoir lieu non plus, s'atro-
phient et disparaissent. Mais, au contraire, que le corps de l'utérus soit
fléchi en arrière sur le sacrum par des adhérences ou par toute autre
cause, le col de l'utérus pressé d'obéir dans une direction inverse ti-
raille les ligaments postérieurs : de là, l'hypertrophie énorme de ces
ligaments que nous avons constatée ; et si, dans la rétroversion complète, comme dans cet état que nous appelons, avec M. Cruveilhier,
état indifférent de l'utérus, les ligaments postérieurs sont si peu déve-
loppés ou atrophiés, c'est que précisément ces deux conditions de l'uté ·
rus sont le résultat inévitable et presque constant de cette même atro-
phie. »

Laissant de côté, ici, la question de savoir si les ligaments postérieurs empêchent, oui ou non, l'abaissement de la matrice, nous
n'envisagerons qu'une seule chose, c'est le rôle de ce ligament dans
la rétroversion. Ainsi donc il est parfaitement démontré que ces ligaments maintiennent le col en place et empêchent, par conséquent, le
renversement de la matrice en arrière. Pour que cette rétroversion ait
lieu, il faut donc que les ligaments postérieurs disparaissent ou s'al-
longent. Or, nous voyons que ce phénomène se produit pendant la
grossesse. Il y a donc là une cause prédisposante essentiellement ana-
tomique et qui n'avait pas encore été signalée jusqu'ici à propos de la
rétroversion utérine.

Il peut exister une *rétroversion antérieure* à l'*état de grossesse*,
et dans ce cas, si la fécondation peut se faire, il y aura presque néces-

sairement les accidents que l'on constate dans la rétroversion d'une matrice gravide. Mais nous ne pouvons partager l'opinion du professeur Dubois. « Il arrive, dit-il, que, par des causes accidentelles ou *bien par le seul fait d'une disposition préexistante*, le fond de l'utérus, au lieu de se porter en avant, se dirige en arrière et vient se loger dans la cavité du sacrum, au-dessous du promontoire. Comme nous l'avons dit, cette disposition peut préexister, et c'est là un point sur lequel nous fixons l'attention des praticiens. On ne l'avait pas signalée jusqu'à ce jour, et l'on avait toujours considéré comme accidentelle cette position de l'utérus. Nous avons eu l'occasion de donner des soins à une dame de Versailles qui vint nous cousulter pour des douleurs qu'elle ressentait dans l'utérus. Nous reconnûmes chez elle une forte rétroversion, le col était situé tout à fait derrière le pubis.

« On conçoit que, dans ces conditions de rétroversion, si la fécondation a lieu, l'utérus, en se développant, ne tarde pas à remplir la cavité du petit bassin, et quand il continue à se développer ensuite, il demeure fixé au-dessous de la saillie sacro-vertébrale, qui l'accroche pour ainsi dire (1). »

Nous comprenons que, sans une rétroversion légère de la matrice, la fécondation puisse encore se faire; mais nous avons quelque peine à admettre qu'il en soit de même lorsque le col utérin est situé tout à fait derrière les pubis, comme dans l'observation publiée par le professeur Dubois. Il y a là, croyons-nous, une exagération; mais nous pensons, comme cet accoucheur, que dans les cas de rétroversion peu prononcée, s'il survient une grossesse, la matrice, au lieu de se porter en avant, aura tendance à se renverser de plus en plus dans la concavité du sacrum.

Causes occasionnelles. — Elles sont très-nombreuses et de diverses natures. Nous les diviserons en deux classes : 1° causes occasionnelles venant de l'extérieur ; 2° causes occasionnelles qui sont sous la dépendance de la matrice ou des organes qui l'environnent.

---

(1) Laborie. — Dans quelles circonstances, en faisant abstraction des vices de conformation du bassin, est-il indiqué de provoquer l'accouchement ? — Paris, 1848.

1° Parmi les causes occasionnelles venant de l'extérieur, on trouve les coups, les chutes, les efforts.

Il semble que la matrice, par sa position dans l'abdomen, soit à l'abri des violences extérieures ; il n'en est rien cependant, et les faits ne sont pas des plus rares.

OBSERVATION XII.

Rétroversion de la matrice chez une femme grosse de trois mois; rétroversion survenue à la suite d'une compression sur le ventre.

Par J.-V. FRANCE (1).

M. France père fut appelé, il y a quelques années, au secours d'une femme enceinte de trois mois environ, et qui venait d'éprouver une violente compression sur le ventre par l'essieu d'une voiture. Rendu auprès de la malade, il la trouva très-souffrante, se plaignant de violents maux de reins, de picotements à la vulve, de douleurs dans le ventre et ne pouvant uriner; elle était d'un tempérament sanguin. Il l'a fit saigner du bras, dans la vue de prévenir les accidents qui sont souvent la suite de semblables froissements. Cela fait, il la toucha et reconnut un déplacement de la matrice; le col s'était placé derrière le pubis, et son fond devant le sacrum. Les accidents commençaient à prendre de l'intensité; cependant, comme la vessie n'était pas très-distendue, que la maladie était récente et que la saignée avait occasionné un peu de relâchement, il crut le moment favorable pour la réduction, qui s'effectua, comme il l'avait prévu, sans difficulté. — On vit bientôt disparaître tous les accidents et la malade fut promptement rétablie.

OBSERVATION XIII.

Rétroversion utérine à la suite d'un coup sur le ventre. — Réduction. — Récidive. — La rétroversion persiste dans l'état de vacuité.

Par MARTIN, de Lyon.

Madame Augustin, en mai 1800, me fit appeler pour une rétention d'urine datant de plusieurs heures, à la suite d'un coup reçu sur le ventre. Elle avait fait plusieurs enfants et se croyait enceinte de trois mois. Je trouvai le fond de la matrice renversé en arrière, formant une tumeur considérable dans le vagin, et son orifice dirigé derrière la branche gauche du pubis. Je fis quelques tentatives pour réduire l'utérus avant d'avoir vidé la vessie; elles furent inutiles. Mais, dès que l'urine fut évacuée par la sonde, il me devint facile de réduire la rétroversion, en portant le doigt indicateur

(1) *Thèse* de Paris, 1808.

et médius de la main droite au-dessous de la tumeur, que je soulevai par gradation et qui disparut tout à coup au moment où la matrice reprit sa position normale.

Je conseillai le repos au lit. Malgré cela, la femme se lève dans la soirée; un nouveau déplacement se fait et il est réduit comme la première fois.

L'accouchement eut lieu heureusement au terme de la grossesse.

Deux ans après, cette même femme vint me consulter pour des douleurs qu'elle éprouvait dans le bassin depuis son dernier accouchement. Je la touchai et je trouvai le col de la matrice engagé et dirigé vers le pubis. En la faisant placer debout, je reconnus une tendance à la rétroversion, bien qu'il fût en état de vacuité, et placé très-bas dans l'excavation pelvienne.

A côté des faits précédents, nous citerons une observation de des Granges, dans laquelle la rétroversion est due à une forte pression exercée sur le ventre par un chaudron rempli de linge. Sans nier d'une manière absolue la compression comme cause de la rétroversion dans le cas dont il s'agit, nous pensons qu'il serait plus juste de l'attribuer aux efforts faits pour soulever le chaudron.

OBSERVATION XIV.

Rétroversion utérine à la suite d'une pression sur le ventre. — Réduction.

Par des GRANGES (1).

Une blanchisseuse, rue Gentil, d'un tempérament robuste et sanguin, était enceinte, pour la première fois, de trois mois et demi environ, lorsqu'elle éprouva d'abord, pendant une huitaine de jours et à différentes fois, quelques difficultés d'uriner accompagnées de douleurs et de picotements à la vulve (sans doute au méat urinaire), qui se changèrent bientôt en une rétention d'urine pour laquelle elle souffrait depuis plus de vingt-quatre heures, lorsqu'elle me fit appeler; il était huit heures du soir. La rétention n'était pas complète, car de temps en temps il s'écoulait quelque peu d'urine comme par regorgement. La région hypogastrique était élevée et sensible, l'on y sentait la vessie volumineuse qui remontait fort haut.

Le plus pressant secours me parut être le cathétérisme; je le proposai, on le rejeta; je me bornai donc, pour le moment, à une ample saignée et aux fomentations sur le bas-ventre et même sur les parties extérieures de la génération, à cause de l'irritation insupportable (espèce d'épreinte vésicale) qu'elle y ressentait. Ses maux, disait-elle, ne provenaient que d'un grand échauffement, car elle ne pouvait non plus aller à la selle. La malade

(1) *Journ. de méd.*, t. LIX. 1783.

souffrait, dans quelque position qu'elle se mît, surtout si elle observait celle que je lui avais recommandée (couchée sur le dos, quoique les cuisses fléchies); le mal des reins, des hanches, se faisait vivement sentir; il y avait aussi des tiraillements aux aines. Deux heures après, elle était dans le même état L'appréhension de la nuit fit qu'elle permit l'usage de la sonde ; mais à peine fut-elle dans l'urètre que je rencontrai un obstacle qui m'empêcha de pénétrer plus avant. J'introduisis deux doigts dans le vagin, et je découvris d'où provenait cette résistance inattendue et tous les maux qu'endurait cette femme. C'était le museau de la matrice qui, se portant au bas de la symphyse du pubis, et appuyant fortement contre l'urètre à sa naissance, s'opposait totalement à la sortie des urines, si ce n'est que, se déplaçant peut-être quelquefois par la variation des attitudes de la malade, il en permettait quelque peu l'issue. La paroi postérieure et le fond de cet organe arc-boutaient d'autre part contre le rectum et semblaient s'y être creusé une place ; car au-dessous je sentis des matières amassées et la difficulté que j'eus à relever cette portion [de l'utérus me fit croire qu'il y en avait aussi au-dessus.

Par cette première tentative, j'éloignai assez le corps de la matrice de la vessie pour pouvoir y faire pénétrer la sonde, et je tirai près de deux pots d'urine. Cette femme avait les voies utérines fort amples; il me fut aisé d'atteindre le fond de la matrice renversée en arrière en côtoyant la paroi postérieure du vagin; puis je le soulevai doucement en ramenant à proportion son museau vers le milieu du bassin; de cette manière j'opérai le redressement de ce viscère, et ce ne fut pas sans peine. Je fis mettre pour la nuit la malade sur le côté, les genoux pliés et le tronc pour ainsi dire fléchi sur les cuisses. Le lendemain, je plaçai un pessaire qui ne tarda pas à devenir inutile. La grossesse est venue à terme. (L'accouchement fut pénible et laborieux; je fus obligé de retourner l'enfant.) Cette femme a depuis fait un autre enfant, il ne s'est rien passé de semblable pendant qu'elle l'a porté, et elle n'a éprouvé aucune incommodité. Elle prétend que son indisposition est venue pour avoir porté sous un bras un chaudron très-lourd rempli de linges mouillés et l'avoir appuyé fortement sur son ventre en voulant le passer sous l'autre bras. A cette époque, elle s'aperçut d'un dérangement dans son corps, ses mouvements en devinrent gênés, et elle commença à éprouver quelques difficultés à uriner.

Les causes occasionnelles les plus fréquentes sont des efforts ; c'est une femme qui se baisse pour laver du linge (1); une autre arrache de l'herbe (2). Puis viennent les efforts pour mettre une marmite sur

(1) *Bird. med. obs. aud. inq.*, vol, V, p. 100.
(2) Wilmer's Cases.

le feu (1), pour soulever un sac (2), un malade (3), pour glaner (4), pour tirer un seau dans un puits (5). Notons encore une longue marche (6), une chute (7), une vive émotion (8).

Dans toutes ces causes, il y a une contraction du diaphragme et des parois abdominales qui tendent à repousser vivement et fortement les intestins dans le petit bassin et par suite à renverser la matrice.

M. Lacroix, dans sa thèse, cite les efforts pour aller à la selle; il donne une observation qui ne nous paraît nullement probante. Il y avait chez cette malade une tumeur qui produisait le renversement de la matrice.

Causes occasionnelles sous la dépendance de la matrice ou des organes environnants. — Le fait même de la grossesse peut être une cause de rétroversion, mais nous ne pouvons admettre cette cause sans reconnaître dans ce cas un état antérieur de rétroversion prononcée; rétroversion qui devient complète par l'augmentation de poids de la matrice.

OBSERVATION XV.

Rétroversion utérine. — *Chute de matrice antérieure à la conception.* — *Influence de la grossesse,*

Par MARTIN (de Lyon).

Huet, 33 ans, était affectée d'une chute de matrice depuis dix ans, époque de sa seconde grossesse. Depuis lors elle avait accouché heureusement de trois enfants sans éprouver aucune incommodité résultant du déplacement de l'utérus. Elle attendait ses règles le 17 décembre 1812; elles ne parurent point, et vers la fin de février 1813, elle éprouva des difficultés d'uriner et d'aller à la selle. Les efforts qu'elle faisait augmentaient les obstacles. Le ventre avait un volume égal à celui qu'il présentait au sixième mois de ses grossesses.

---

(1) Bleynie, obs. I, *Bull. de la Soc. mép. de Limoges,* 1852.
(2) Martin, de Lyon, obs. I.
(3) *Idem,* obs. II.
(4) Hunter, *Mémoire de la Soc. des méd. de Londres.*
(5) Ramsbotham, *Gazette méd. de Paris,* 1846, o. 589.
(6) Bleynie, *Bull. de la Soc. méd. de Limoges,* 1855.
(7) Martin, obs. V; *Swan,* p. 217.
(8) Chapplain, *Bull. de la Soc. méd. de Marseille,* janvier 1858.

Le 14 mars 1813, vingt-un jours après l'apparition de ces accidents, elle vint me consulter. L'urine ne coulait plus que goutte à goutte, et les matières fécales étaient complétement interceptées. Des lavements n'avaient pu pénétrer dans le rectum. Le doigt introduit dans le vagin fit reconnaître une rétroversion de matrice des plus complètes. Le fond de l'utérus, renversé en arrière, en bas et un peu à droite, faisait saillir le périné et la vulve. La paroi postérieure de la matrice, devenue antérieure par suite du déplacement, effaçait le conduit du vagin et bouchait son entrée de telle sorte que l'on pouvait à peine faire pénétrer un doigt dans sa cavité, en passant immédiatement au-dessous du pubis. L'orifice était perpendiculairement en arrière et en haut de la symphyse pubienne. La paroi antérieure du vagin était tendue et relevée ; le méat urinaire retiré et profondément caché dans ce conduit. J'introduisis avec quelque difficulté une sonde de femme dans la vessie ; je fis couler environ cinq livres d'urine, ce qui diminua le volume de la tumeur formée par la matrice à la vulve et au périnée. Je pus alors porter deux doigts sur le fond même de l'utérus ; je formai, en le soulevant, une espèce de vide à la faveur duquel je parvins, par un effort soutenu, à rendre à l'organe sa position naturelle. Le col utérin s'étant replacé au centre du vagin, je le fis toucher à deux confrères. La malade éprouva un accès de fièvre qui dura douze heures, mais qui me parut être l'effet de l'impression normale. Elle se rétablit promptement. Elle ne voulut pas se soumettre à l'usage d'un pessaire que j'avais prescrit.

Observation XVI.

Rétroversion utérine. — Influence de la grossesse. — Nombreuses tentatives de réduction. — Introduction de la main dans le vagin. — Succès.

par M. Gérard (1).

Une femme de 36 ans, de moyenne taille, de bonne constitution et assez active, est mère de sept enfants qui ont présenté la tête en naissant et dont elle est accouchée naturellement et facilement. Parvenue, suivant son calcul, au quatrième mois de sa grossesse, sans accident et sans maladie, elle éprouva, principalement à l'hypogastre et dans le bassin, des douleurs plus ou moins fixes, qui s'étendent vers les lombes, le sacrum et le trajet du nerf sciatique droit. De là, difficulté d'aller à la selle, d'uriner et de rester longtemps debout. En outre, anxiété, fréquence du pouls, inappétence, insomnie et altération de la sensibilité générale. Pour traitement : saignée du bras, bains entiers, lavements émollients, régime convenable.

Vingt jours après, la maladie, dont on ignore précisément la cause, mais que l'on attribue à la grossesse, persiste, s'aggrave, devient insupportable et fort inquiétante. Le médecin ordinaire demande un consultant qui, d'après

____
(1) *Annales de chir.*, t. V. 1842.

l'examen de la malade et le récit des antécédents, soupçonne un déplacement de l'utérus, et découvre par le toucher une rétroversion complète de cet organe. Comme il ne s'occupe habituellement ni de chirurgie ni d'accouchements, il propose de joindre à la consultation le docteur Gérard, et de lui confier la manœuvre que ce cas exige.

Celui-ci, après avoir entendu le rapport de ses confrères, de la malade et des assistants, trouve l'abdomen énormément développé, comme à huit mois de grossesse, mat à la percussion dans tous ses points ; les parties génitales, l'hypogastre et les cuisses sont infiltrés ; il s'écoule peu d'urine et seulement par régurgitation dans certaines positions de la malade ; mais, depuis trois jours, il n'en sort point, et il en est de même des matières fécales. Beaucoup d'anxiété, d'agitation, point de vomissements, seulement quelques nausées. Des boissons pour toute nourriture.

En écartant les grandes lèvres, on aperçoit, à la partie postérieure et inférieure du vagin, une tumeur de la grosseur d'un œuf de poule, formée par le refoulement de haut en bas de la muqueuse vaginale et de l'intestin rectum. On reconnaît au toucher que l'excavation du bassin est occupée par un corps mou, élastique, compressible, où l'on sent les mouvements bien distincts du fœtus. L'orifice de l'utérus est d'abord inaccessible ; mais, en portant le doigt aussi haut qu'on peut, on distingue à la partie supérieure, interne et médiane du pubis, le museau de tanche déformé, dont on ne touche que la lèvre actuellement inférieure.

A tous ces signes, le docteur Gérard diagnostique aussi une rétroversion de l'utérus qui, enclavé dans l'excavation pelvienne, semble menacer de s'échapper par l'anus, par le périnée ou par la vulve. Cet organe présente en bas et en avant la partie moyenne de son corps, qui, pendant la grossesse normale, répond à la partie supérieure et antérieure du sacrum.

Ici, l'indication principale est évidente ; il s'agit de redresser l'utérus dont la place naturelle a été envahie par la vessie remplie d'urine et par l'intestin gorgé de matières. On a essayé en vain le cathétérisme. Le docteur Gérard entreprend encore de le pratiquer ; mais ce n'est pas sans peine qu'il parvient à découvrir le méat urinaire et à y faire pénétrer la sonde. Cet orifice était caché derrière le bord inférieur du pubis, où il était comprimé par l'utérus et où il avait été entraîné par la vessie, à mesure qu'elle se dilatait. Malgré cette difficulté, on obtient quatre litres d'urine d'une odeur ammoniacale. L'accoucheur essaye ensuite de réduire l'utérus, en le repoussant successivement par le vagin et par le rectum, la femme dans le lit, placée sur le dos, sur un de ses côtés et surtout sur les coudes et les genoux ; mais ses efforts sont inutiles, parce que, ne pouvant introduire à la fois que les quatre doigts de sa main, il déprime seulement le globe utérin, sans lui imprimer un mouvement de totalité, pour le refouler de l'excavation vers le détroit supérieur. Comme les douleurs ont été calmées par l'évacuation de l'urine

et que rien n'exige encore qu'on s'obstine à replacer l'utérus, on cesse toute
tentative et on se retire.

Cependant, vers cinq heures du soir, le docteur Gérard retire encore par
le cathétérisme deux autres litres d'urine fortement ammoniacale. Alors
souffrance moindre que les jours précédents; espoir d'une nuit calme, nulle
manœuvre pour la réduction de l'utérus.

Le lendemain, le docteur Gérard apprend que, contre sa prévision, la malade a cruellement souffert toute la nuit. L'abdomen est plus volumineux
qu'à l'ordinaire, le pouls fort et accéléré; point de vomissement ni de nausées: suppression complète de l'urine, des selles, même des gaz. L'utérus
semble un peu remonté, mais il est toujours solidement enclavé dans le
bassin; tuméfaction apparente de la paroi de cet organe, qui est accessible
au toucher; mouvements du fœtus toujours sensibles; vives douleurs dans
le trajet des nerfs sciatiques.

Le docteur Gérard s'empresse alors de vider la vessie, et, malgré la même
difficulté que les autres fois, il obtient encore six litres d'urine bien mesu-
rés, non compris ce qui s'est répandu sur le lit par le mouvement des va-
ses. Chose digne de remarque, il observe durant le cathétérisme que l'urine
à plusieurs reprises cesse de couler, quoique la vessie ne soit vide qu'au
tiers, à moitié ou aux trois quarts; interruption qu'il attribue, soit à la
grande quantité de liquide contenu dans les urètres, soit à quelque portion de la vessie distendue outre mesure et comprimée par l'utérus ou par
l'intestin. De là, le conseil d'exercer en pareil cas, pendant le cathétérisme,
quelques légères pressions sur la région de la vessie et sur les diverses
parties de l'abdomen, pour favoriser la complète évacuation de l'urine.
Après cette opération, soulagement inexprimable de la malade, mais l'utérus est encore immobile dans l'excavation du bassin. Alors le docteur Gérard fait placer la femme sur les coudes et les genoux, introduit avec mé-
nagement sa main enduite d'axonge dans le vagin, repousse avec le poing
l'utérus du coccyx vers le sacrum en le désenclavant par la circonférence,
et parvient en peu d'instants à le replacer dans sa position naturelle. Aussitôt le vagin est, pour ainsi dire, rétabli, et au milieu du vaste cul-de-sac
que présente son fond, le doigt sent distinctement le col et l'orifice utérin
dont les lèvres sont légèrement tuméfiées.

Martin, de Lyon, dans son excellent travail sur la rétroversion
utérine dans l'état de grossesse, invoque comme cause déterminante
les efforts de l'avortement. Nous partageons complétement l'opinion
émise par M. Lacroix. L'observation citée par Martin, de Lyon, ne
nous paraît pas prouver ce que pense son auteur; nous ne pouvons
admettre l'action des contractions de la matrice dans la rétroversion.

Mais il y a dans ce cas un violent effort pour soulever un fardeau, des contractions du diaphragme et des parois de l'abdomen. C'est là, croyons-nous, la véritable cause dans le fait suivant.

Observation XVII.

Rétroversion utérine dans l'état de grossesse. — Influence de l'avortement. — Réduction.

par Martin, de Lyon.

Madame Pin, 32 ans, marchande de sel, avait eu deux accouchements et une fausse couche au deuxième mois. Elle avait eu une chute de matrice à la suite d'un travail pénible, et avait été traitée par le repos horizontal.

En février 1810, enceinte de trois mois, elle fait un effort en aidant un homme à placer sur ses épaules un sac de sel. Elle sent aussitôt une douleur dans les reins qui persiste cinq jours après, lorsqu'une perte utérine avec violentes coliques survient. M. Dumas, appelé, trouve l'orifice de la matrice fermé, le museau de tanche occupant le centre du vagin. — Repos au lit.

Les contractions de la matrice deviennent de plus en plus fortes; les urines et les selles sont supprimées pendant près de douze heures, la perte diminue et s'arrête. — Une douleur vive et constante dans le côté gauche de l'épigastre, augmentant à chaque contraction utérine, fait pousser des cris à la femme. Le matin elle urine sans douleurs et se trouve soulagée.

Appelé par le docteur Dumas, nous trouvons une rétroversion complète de matrice ; le col de l'utérus était placé derrière le pubis et un peu à droite, son fond était appuyé contre le sacrum. Le corps de l'organe formait dans le vagin une tumeur arrondie, du volume du doigt, déprimant la paroi postérieure de ce conduit. Cette tumeur était douloureuse au toucher ; elle présentait une résistance qui annonçait l'engorgement inflammatoire de la matrice. L'orifice ouvert, qu'on touchait difficilement, laissait échapper une portion du placenta.

On introduit la sonde dans la vessie, il n'en sort que peu d'urine. La matrice est ramenée à grand'peine dans sa position. L'orifice ramené au centre du vagin était assez dilaté pour recevoir le doigt; nous en enlevons une partie avec le doigt, l'autre est expulsée après une saignée.

Dans ce cas, ajoute l'auteur, la rétroversion a été le résultat des contractions utérines et des efforts faits pour opérer l'avortement, et non de l'accident qui y a donné lieu.

Une altération pathologique développée dans la cavité pelvienne pourra repousser la matrice en arrière, l'empêcher de franchir le détroit supérieur. Ainsi, dans le cas suivant, une tumeur assez volumineuse, développée dans la fosse iliaque droite, avait précipité la matrice dans la concavité du sacrum.

OBSERVATION XVIII.

Rétroversion causée par la présence d'une tumeur dans l'abdomen,

par LACROIX (1).

Madame Durand avait eu un enfant à l'âge de dix-sept ans, et était ensuite restée stérile pendant six années. Souvent, après avoir fait des efforts pour aller à la selle, elle éprouvait des douleurs dans le bassin, du côté du fondement, douleurs que la cohabitation avec son mari faisait cesser. Redevenue enceinte, elle était au deuxième mois de sa grossesse, lorsqu'elle ressentit des coliques suivies d'hémorrhagie utérine; ces accidents durèrent une douzaine de jours, et se terminèrent par l'expulsion d'un placenta. Madame Durand éprouva dans le vagin le sentiment d'un poids incommode; il lui sembla qu'un corps étranger allait s'échapper par la vulve. Dès ce moment, douleurs vives dans l'hypogastre, tension et météorisme du ventre, besoin continuel d'uriner et vains efforts pour le satisfaire; tumeur fluctuante, arrondie, occupant la région hypogastrique et formée évidemment par la vessie distendue. Le toucher me fit distinguer une tumeur qui remplissait et déprimait le vagin et que je reconnus être produite par la matrice rétroversée; le col de cet organe était placé dessous et derrière l'arcade du pubis. Après avoir vidé la vessie à l'aide de la sonde, je relevai avec deux doigts introduits dans le vagin le fond de l'utérus, qui ne reprit pas entièrement sa position naturelle, son col conservant toujours une tendance à se porter sous le pubis.

En cherchant l'obstacle qui s'opposait à la réduction complète de la matrice, je trouvai, en avant dans la fosse iliaque droite, une tumeur assez volumineuse qui, en raison de sa dureté et de son insensibilité, me parut ancienne; c'était elle qui par son poids déprimait le fond de l'utérus. Un mois après, j'explorai de nouveau l'abdomen; la tumeur avait conservé son volume et son indolence; le fond de la matrice était toujours incliné du côté du rectum; son col occupait le centre du vagin, mais était recourbé sur lui-même en forme de bec d'aiguière.

Cette observation est donnée par M. Lacroix comme exemple de rétroversion survenue par suite des efforts de défécation; nous ne pouvons admettre cette explication; il nous paraît beaucoup plus rationnel de rattacher cet accident à la présence de la tumeur de la fosse

_____
(1) *Loc. cit.*, p. 39.

iliaque. Nous ne voulons pas nier toutefois que les efforts de défécation ne puissent, dans certains cas, amener une rétroversion. Il est une autre cause à laquelle certains auteurs ont voulu faire jouer un rôle exclusif dans l'étiologie de la rétroversion, c'est l'accumulation des matières fécales dans le gros intestin. Nous ne pouvons adopter un tel parti pris ; néanmoins nous devons reconnaître que, dans un petit nombre de cas, la constipation a joué un rôle certain. Tel est le fait suivant.

OBSERVATION XIX.

Rétroversion survenue par l'accumulation de matières fécales dans le gros intestin,

par M. VILLENEUVE (1).

M. Villeneuve a été appelé à l'Hôtel-Dieu dans le service de M. Coste, par le chef de service, afin d'examiner une femme qui, arrivée au troisième mois de sa grossesse, avait l'utérus en rétroversion. Cette femme était constipée. M. Villeneuve conseilla l'emploi d'un purgatif avant de tenter les moyens de réduction. Le médicament donna lieu à un assez grand nombre de selles, et lorsque, satisfait de son action, notre honorable confrère venait pour donner à la malade les secours de sa main, il trouva que l'utérus avait repris sa place. La rétroversion avait cédé.

Enfin, il est une cause sur laquelle nous nous étendrons un peu plus longuement, c'est l'action de la vessie dilatée par l'urine. Les uns font jouer un rôle important à l'accumulation de l'urine dans la vessie ; les autres prétendent, au contraire, que c'est la rétroversion qui est la cause de cette accumulation d'urine.

Depuis longtemps déjà on a compris l'importance des adhérences du bas-fond de la vessie et du col de l'utérus ; M. Paul Dubois en a donné une excellente description dans la première partie de son traité des accouchements. M. Eugène Forget l'a parfaitement décrit dans sa monographie sur le col utérin. Enfin M. Virchow s'est appliqué à démontrer le rôle que joue cette adhérence comme moyen de suspension de l'utérus.

« L'adhérence du bas-fond de la vessie avec le col de l'utérus, dit

(1) *Bulletin de la Société médicale de Marseille,* 1858.

M. Aran (1), prend de l'importance par l'étendue même de cette adhérence qui ne permet pas à la vessie de se développer fortement, sans entraîner avec elle le col de l'utérus, sans le refouler un peu en arrière et sans agir en même temps sur la face antérieure de l'organe qu'elle repousse d'avant en arrière. »

Nous avons déjà dit que l'on était peu d'accord sur la question de savoir si la rétention d'urine était cause ou effet. Hunter avait soutenu cette dernière opinion et Denmann la première. Burns, professeur à l'université de Glascow (2), s'est livré à une étude toute spéciale du rôle que joue la vessie dans la rétroversion. Il fait remarquer que dans l'état de non-gestation l'utérus est couché obliquement, quelquefois même horizontalement au fond du bassin. Lorsqu'une grossesse se développe dans le corps de la matrice, celle-ci, qui s'appuyait déjà sur le rectum, finit par le comprimer au point d'arrêter le cours des matières fécales qui s'accumulent dans l'anse intestinale au-dessus de l'utérus. Cette anse intestinale imprime à l'utérus un degré d'abaissement tel, que le col utérin vient comprimer le col de la vessie ; de là accumulation d'urine dans cet organe. La vessie, arrivée à un certain degré de dilatation, repousse alors le corps de la matrice et peut amener ainsi une rétroversion complète.

Ainsi donc, l'accumulation d'urine dans la vessie n'est pas un phénomène primitif, mais il survient à la suite d'un léger renversement de l'utérus dont le col vient comprimer le col vésical. C'est alors seulement que l'action de la vessie sur la matrice se fait sentir et amène le renversement de cet organe.

Le cas ne serait plus le même s'il y avait une rétention d'urine par tout autre cause que la compression par le col utérin; dans ce cas l'action de la vessie serait directe.

Comme exemples remarquables de l'influence de l'accumulation de l'urine dans la rétroversion, nous rappellerons les observations II, III et IV de M. Parent.

(1) Etudes sur la statique de l'utérus; *Arch. gén. de méd.*, février 1858.
(2) *Traité des accouchements, des maladies des femmes et des enfants.* Trad. par Galliot, p. 181.

SYMPTOMATOLOGIE.

Nous avons déjà dit que, dans la rétroversion de l'utérus gravide, un certain nombre d'organes extrêmement importants se trouvaient lésés ; nous allons étudier séparément ces diverses lésions. Nous suivrons l'ordre dans lequel ils se présentent généralement ; nous allons donc étudier successivement les symptômes que présentent la vessie, le rectum, le vagin, enfin nous terminerons par l'utérus.

Vessie. — Nous avons vu, à propos de l'étiologie, le rôle que l'on a voulu faire jouer à la vessie dans la rétroversion de l'utérus. Nous avons dit que la vessie et l'utérus agissaient réciproquement l'un sur l'autre. La matrice, légèrement rétroversée, comprime le col de la vessie, laquelle, distendue alors par l'urine, repousse le corps de la matrice et amène souvent une rétroversion complète. Or, il arrive ici ce fait singulier, c'est que, plus la dilatation de la vessie augmente, plus elle doit augmenter, car plus grande est la compression du col vésical. Il doit donc y avoir du côté de cet organe des lésions importantes.

Disons tout d'abord que c'est un des premiers , sinon le premier phénomène qui frappe la malade et les personnes appelées près d'elle. Dans presque toutes les observations, en effet, il est dit qu'à la suite d'une cause particulière, la malade a senti tout-à-coup un besoin pressant d'uriner, besoin qu'elle n'a pu satisfaire, sinon d'une manière complète, au moins d'une façon incomplète.

Cette difficulté dans la mixtion peut être plus ou moins grande. Souvent aussi, comme nous venons de le dire, cette difficulté amène une accumulation d'urine, laquelle distendant la vessie, renverse de plus en plus la matrice en arrière, en sorte que la mixtion est de plus en plus incomplète ; il arrive même fréquemment qu'elle est totalement supprimée.

Il se peut que la difficulté, d'abord légère, dans l'écoulement des urines, persiste au même degré tandis que la rétroversion fait des progrès et devient complète. Cela tient à une position particulière du col utérin derrière le pubis. Il n'est pas rare en effet de voir ce col légèrement dévié à droite ou à gauche et dans ce cas comprimer imparfaitement le col de la vessie.

Martin de Lyon, dans son mémoire, en cite deux cas fort remarquables. Quelquefois, mais très-exceptionnellement, hâtons-nous de le dire, le cours des urines reste libre ; c'est ce qui a lieu dans le fait suivant qui appartient à **M. Chapplain.** Cette observation, fort curieuse, nous donnera dans la suite l'occasion de faire plusieurs remarques importantes. Nous ne voulons pour le moment attirer l'attention que sur un fait ; c'est la flexion du col. C'est cet état qui doit expliquer comment le cours des urines n'a pas été suspendu. En effet, le grand axe de la matrice ayant diminué de la longueur du col fléchi, le col de la vessie n'était soumis à aucune pression qui pût gêner ses fonctions.

OBSERVATION XX.

Rétroversion utérine pendant la grossesse. — Flexion du col. — Mixtion des urines maintenue. — Réduction.

Par CHAPPLAIN, chirurgien de l'Hôtel-Dieu de Marseille (1).

Madame X..., rue Basse-Peirier, d'un tempérament lymphatico-sanguin, âgée de 29 ans, a eu huit grossesses. Quatre accouchements ont eu lieu à terme, l'un d'eux a été terminé par le forceps. Deux grossesses se sont terminées à 7 et 8 mois ; elle a eu deux avortements, l'un à 5 mois, l'autre à 6 mois, ce dernier pendant le courant de l'été 1855. Cette dame jouit d'une excellente santé, elle est grande, le bassin est grand et parfaitement conformé.

Madame X... est donc grosse pour la neuvième fois. La dernière époque menstruelle a eu lieu le 15 décembre 1855. Les premiers mois de la grossesse n'ont rien présenté de remarquable. Dès le commencement de mars surviennent des douleurs très-violentes vers la région utérine. Madame X... est obligée de se mettre au lit, la sensation qu'elle éprouve est celle d'un corps qui tendrait à sortir du bassin à travers la vulve. Quelques jours avant le début de ces douleurs, la malade avait éprouvé une émotion morale vive

(1) *Bulletin de la Société de médecine* de Marseille, janvier 1858.

à laquelle elle et son entourage rapportent l'origine des phénomènes dont elle se plaint. Le séjour au lit, l'emploi de quelques lavements laudanisés, ramènent le calme pendant quelques jours, mais bientôt les douleurs reparaissent. Ne pouvant me rendre compte de cet état pénible qui accompagnait le début d'une grossesse, ni de cette sensation éprouvée par madame X..., je la soumis à l'examen direct. Le doigt, introduit dans le vagin pendant que la malade est couchée sur le dos, c'est en vain que je cherche le col utérin. Le fond de l'excavation vaginale est fermé par un corps souple, ne présentant aucune inégalité; en ramenant le doigt en avant et en haut, je sens que le cul-de-sac antérieur du vagin s'étend au-dessus de la branche horizontale du pubis, c'est dans la paroi supérieure de ce cul-de-sac prolongé que se trouve le col utérin, l'orifice du museau de tanche est incliné en avant et un peu en bas. Le doigt, promené alors d'avant en arrière, reconnaît que la paroi postérieure et supérieure du vagin est fermée par la paroi postérieure de la matrice, laquelle parvenue au niveau du rectum, dans l'excavation du bassin, s'infléchit encore en bas, en sorte que le sommet de la matrice, au lieu d'être dirigé directement en arrière, se trouve porté un peu en bas.

L'examen de la malade fait donc constater non-seulement une rétroversion, mais encore une rétroflexion double, si je puis ainsi la dénommer, car le sommet de l'utérus se trouve placé, non pas sur le même plan que le corps de la matrice, mais sur un plan inférieur, de manière à ce que le doigt parcourant la face postérieure de l'utérus, rencontra un angle rentrant sur cette face, avant d'arriver au bout de la tumeur formée par le sommet de la matrice. Le col est lui-même infléchi un peu en bas et dans un plan également inférieur. La face postérieure de l'utérus représente ainsi une espèce de voûte dont le cintre est très-allongé, et les piliers d'inégale longueur sont très-courts.

Les urines sont rendues sans difficultés, les selles sont faciles. Un purgatif a été pris il y a quelques jours. Des lavements entretiennent de plus la liberté du ventre.

L'état de madame X... étant ainsi parfaitement reconnu, les moyens thérapeuthiques devenaient inutiles à mes yeux, il fallait recourir à la réduction. La malade est placée sur le dos au bord du lit, le siége élevé; j'introduis alors dans le vagin un doigt de chaque main: celui de la main gauche, porté en avant, doit accrocher le col et le ramener en bas; celui de la main droite, au contraire, doit pousser en haut le sommet de l'utérus pour lui faire franchir l'angle sacro-vertébral. L'utérus cède peu aux efforts que j'emploie.

Les tentatives de réduction devant dès-lors entraîner une action assez violente sur l'utérus, et pouvant déterminer des accidents graves, tels qu'un avortement avec toutes ses complications, je réclame l'adjonction de notre savant confrère M. Villeneuve.

Après l'examen de madame X..., M. Villeneuve me conseille l'emploi d'un purgatif, bien que les selles fussent assez régulières. On sait que la présence de matières dures n'est point toujours un obstacle, à la défécation, et dès-lors ces matières pesant sur l'utérus, pouvaient expliquer le déplacement de l'organe.

Le purgatif donna lieu à quelques selles, mais ne détermina pas l'émission des matières fécales dures témoignant par leur nature d'un long séjour dans le gros intestin. Débarrassé alors de toute crainte relativement à un obstacle physique pouvant mettre obstacle aux efforts de réduction, je renouvelle mes essais, la malade étant placée sur le dos, sans obtenir aucun résultat. Je change alors la position, et faisant placer madame X... sur le bord du lit, à genoux, le siége élevé et dans la position la plus déclinée possible. Placé derrière la malade, mes deux droigts sont introduits dans le vagin et agissent en sens inverse, de manière à ramener le col en bas au-dessous du pubis et à refouler en haut le bas fond de la matrice. Le col accroché se déplace et peut être ramené vers l'axe du bassin. Je crus avoir réduit le déplacement. J'ordonne à madame X... de se tenir couchée, soit sur le ventre, soit sur le côté. Mais quand j'examinai de nouveau le lendemain, je trouvai les choses dans l'état primitif.

Quelques jours après, je donnai un nouveau purgatif et je recommençai mes tentatives de réduction, la malade reprit la même position. Seulement, pensant que si mes essais avaient été infructueux la première fois, cela tenait à la difficulté que j'éprouvais à faire remonter assez haut le fond de l'utérus, j'aidai mon doigt qui devait agir sur cette partie de l'organe, d'un tampon formé par une éponge placée à l'extrémité d'une baleine. Cette manœuvre produisit des douleurs violentes, la malade perdit une petite quantité de sang, l'utérus se déplaça, le col fut ramené au centre du bassin ; j'ordonnai de nouveau à madame X... le repos sur le côté ou sur le ventre.

Mon premier insuccès m'avait fait craindre que la dernière tentative eût été également infructueuse ; mais quand je ramenai quelques jours après M. Villeneuve pour s'assurer de l'état de la matrice, nous trouvâmes cet organe rétabli dans sa position normale et ayant au contraire un peu d'antéversion.

La grossesse de madame X... a suivi son cours jusqu'au sixième mois, ou sans cause appréciable elle a accouché d'un enfant mort depuis plusieurs jours.

Madame X... est devenue de nouveau enceinte. J'ai surveillé la position de l'utérus pendant les premiers mois. Il y a eu tendance au déplacement, mais la matrice a cependant dépassé l'angle sacro-vertébral sans accident.

D'après ce qui précède, on comprend que la vessie sera plus ou moins distendue par l'urine, selon le degré de compression du col vésical. Cette distention pourra acquérir des proportions énormes. Nous avons déjà vu dans l'observation de Reinick (Obs. I), que la vessie qui contenait vingt livres d'urines, avait acquis les proportions énormes de deux pieds en hauteur et de plus d'un pied en largeur.

Dans ces cas de distension extrême de la vessie, on trouve dans la région abdominale inférieure une saillie globuleuse, fluctuante, occupant la région médiane et ayant son point de départ derrière le pubis et remontant plus ou moins vers l'ombilic, quelquefois même dépassant cette limite. L'observation suivante que nous empruntons encore à Martin de Lyon, nous montre la vessie dépassant l'ombilic de quatre travers de doigt.

OBSERVATION XXI.

Rétroversion utérine d'abord méconnue. — Emploi des diurétiques. — Dilatation énorme de la vessie. — Paralysie de cet organe. — Réduction.

Par MARTIN, de Lyon.

Le 9 décembre 1808, je fus appelé en consultation par le docteur Dartigues pour la femme du sieur Perret, 47, rue des Bouchers. Elle était enceinte de trois mois et demi, lorsqu'en se baissant pour ramasser quelque chose, elle éprouva dans le bassin une douleur suivie d'un besoin d'uriner qu'elle ne put satisfaire. Depuis cette époque, qui datait de plusieurs jours, elle ne rendait que quelques gouttes d'urine par regorgement, et n'allait pas à la selle. Son ventre était fort douloureux et la vessie formait une tumeur molle et fluctuante qui s'élevait jusqu'à quatre travers de doigt au-dessus de l'ombilic. Les boissons diurétiques et mucilagineuses, les fomentations émollientes, ordonnées par un autre médecin, ne faisaient qu'augmenter ses douleurs et accroître le volume du ventre. Le toucher nous fit reconnaître une tumeur occupant la partie supérieure du vagin, plus volumineuse en arrière, où elle comprimait le rectum. En portant le doigt indicateur derrière le pubis, on atteignait difficilement le col de la matrice dévié un peu à gauche. M. Dartigues introduisit une sonde de femme dans la vessie; il en retira quatre pintes d'urine, ce qui soulagea beaucoup la malade. Il essaya ensuite de soulever le fond de l'utérus pour opérer la réduction, mais ses doigts étant fort courts, il lui fut impossible d'y parvenir. J'eus recours au procédé ordinaire, c'est-à-dire à l'introduction dans le vagin des doigts médius et de l'index de la main droite, avec lesquels je rendis promptement à l'organe déplacé sa position naturelle.

Des fomentations froides sur le ventre rendirent à la vessie son ressort; quelques lavements rétablirent le cours des selles. La malade, après avoir gardé le lit pendant dix jours, se leva et n'éprouva aucun accident jusqu'à son accouchement, qui eut lieu cinq mois et demi après.

Si l'on fait plier les cuisses sur le bassin, de manière à relacher la paroi abdominale, on peut, avec la main, placée au-dessus de la tumeur, déprimer les muscles de l'abdomen et arriver ainsi jusque dans le petit bassin. On arrive ainsi très-facilement à acquérir la certitude que la tumeur n'est pas formée par l'utérus, mais bien par la vessie.

Enfin, pour ne rien omettre, disons que cette tumeur présente un son mat à la percussion.

Lorsque la vessie est fortement distendue, l'écoulement de l'urine peut cependant se faire par plusieurs motifs. Le plus souvent la dilatation elle-même amènera un écoulement d'urine par regorgement; le liquide sortira goutte à goutte, et coulant entre les grandes lèvres et de là sous le siége, développera une irritation des parties génitales externes, qui incommode beaucoup la malade.

Un simple changement de position de la malade pourra également amener la sortie d'une certaine quantité de liquide. D'autres fois, le doigt introduit dans le vagin déprimera légèrement le col utérin, et l'urine s'écoulera en tout ou en partie; c'est ce qui est arrivé à Schneider, qui a tiré ainsi huit pintes d'urine, en déplaçant le col, ce qui a favorisé la réduction (1). Dans quelques cas rares, le doigt, en repoussant légèrement le corps de l'utérus, a pu en abaisser le col et permettre ainsi à l'urine de couler; c'est ce que nous voyons dans le fait suivant :

Observation XXII.

Rétroversion. — Déplacement de la matrice, jet d'urine. — Erreur de diagnostic.

Par M. Rolland (2).

Une femme de 29 ans, déjà mère de deux enfants, se croyait enceinte d'environ quatre mois; depuis quelque temps, elle éprouvait de la difficulté d'uriner, surtout lorsqu'elle ne cédait pas à la première annonce du besoin. Un jour, à son réveil, elle se plaint de coliques violentes, d'une pe-

(1) *Journ. Richter*, 1791.
(2) *Arch. gén. de méd.*, t. XXVI, 1831.

santeur douloureuse vers l'épigastre, et d'un besoin pressant d'uriner qu'elle ne peut satisfaire. Cette rétention d'urine continue sept jours avec fièvre, augmentation de volume du ventre et apparition à la vulve d'une tumeur grosse comme la tête d'un enfant. Les grandes lèvres s'œdématient, le périnée est repoussé en dehors; la femme se croit en mal d'enfant, et un officier de santé appelé partage cette erreur. Cet état se prolonge dix-sept jours, après lesquels M. Rolland est appelé : il sent de la fluctuation dans la tumeur, il ne peut pénétrer dans le vagin que jusqu'à l'arcade du pubis, et ne sent aucun vestige du méat urinaire, de l'urètre et du museau de tanche. Le rectum est collé par la tumeur contre la face interne du sacrum. Ce chirurgien croit qu'il y a hernie de la vessie et que cet organe est tombé, ainsi que la matrice, entre le rectum et la paroi postérieure du vagin.

La femme couchée sur le dos, il essaie de réduire la tumeur, et il ne réussit qu'à procurer la sortie de beaucoup d'urine, sans que la tumeur diminue proportionnellement. Il fait mettre la femme sur ses genoux et ses coudes, introduit deux doigts de la main gauche dans le rectum , soutient avec la main droite, placée au-devant de la vulve, la tumeur qui occupe cette partie, et essaie la réduction. L'urine sort à flots, par un jet de la grosseur du petit doigt, et qui continue sept à huit minutes, et M. Rolland parvient à réduire l'utérus. La femme éprouva aussitôt un sentiment de bien-être; une sonde, introduite dans la vessie, en retira encore cinq demi-septiers d'une urine sanguinolente. Le séjour au lit, des applications et injections astringentes rendent le rétablissement rapide. Dès le vingtième jour, la femme rend et retient l'urine à volonté ; la grossesse continue son cours et l'accouchement a lieu à son terme ordinaire.

L'urine, dans les cas où la rétroversion est récente, conserve à peu près son aspect normal; mais dans les rétentions anciennes elle devient rougeâtre, ce qui est dû au sang qui s'y trouve mêlé ; elle contient aussi du pus, et acquiert une odeur extrêmement fétide. Enfin l'on a vu des portions gangrénées des membranes de la vessie sortir avec l'urine.

La quantité de liquide tirée de la vessie pourra être considérable, puisque l'on a pu en tirer jusqu'à quatre et cinq litres, comme dans l'observation de la femme Mineau. (Obs. III.)

Il est un phénomène que nous ne devons pas passer sous silence. et sur lequel nous reviendrons à propos du traitement, c'est la position du méat urinaire. Quand la dilatation de la vessie est considérable, l'urètre est tiré en haut et en arrière ; le méat se cache derrière l'orifice vulvaire, en sorte qu'il est quelquefois très-difficile de le trouver. D'un autre côté, l'urètre présente de grandes modifications dans son trajet. Au lieu de présenter un canal presque droit, il est fortement recourbé en arrière et en haut ; cette courbure présente donc une concavité antéro-supérieure ; de là la difficulté de pénétrer avec une sonde de femme dans la vessie. Un peu plus loin nous reviendrons sur ce sujet.

La dilatation de la vessie ne doit pas se faire sans quelque inconvénient pour cet organe ; il pourra arriver, en effet, une paralysie, comme dans les observations de Martin, de Lyon, et de M. Rolland. (Obs. XXI et XXII.)

Il ne sera pas rare de rencontrer des traces d'inflammation d'une ou de plusieurs membranes de la vessie. Enfin il pourra y avoir une rupture de cet organe, et dans ce cas des symptômes de péritonite surviendront très-promptement et la mort s'ensuivra.

OBSERVATION XXIII.

Rétroversion de la matrice en état de gestation. — Sphacèle de la vessie.

Par le Dr WITTICH (1).

Ph. St..., âgée de 28 ans, menstruée à 18, mariée à 22, est accouchée heureusement deux fois. Enceinte pour la troisième fois au printemps de 1844, elle fit un effort en soulevant un fardeau au commencement du mois d'août, ce qui lui occasionna une violente douleur, avec sentiment de rupture dans le ventre. Elle fut immédiatement obligée de garder le lit ; elle ne put rendre l'urine que par gouttes et dans une position horizontale.

Le 26 août, M. Wittich vit la malade pour la première fois. Il existait une saillie au ventre depuis l'ombilic jusqu'au pubis, formée par la vessie distendue ; la paroi postérieure du vagin était plissée et formait un bourrelet qui remplissait en grande partie la cavité vaginale. Au-dessus du bourrelet on arrivait à un corps arrondi, non élastique, lisse, immobile, remplissant le bassin ; c'était l'utérus, dont on ne trouve ni le col, ni l'orifice. La malade avait des anxiétés, des douleurs dans la région de la vessie, une impossibilité de lâcher l'urine, de la toux augmentant à chaque quinte les douleurs. En pesant sur la partie postérieure du vagin pour faire remonter le fond de

(1) *Gaz méd. de Paris*, 1849, p. 804.

l'utérus, on fit écouler une certaine quantité d'urine très-fétide, qui soulagea beaucoup la malade.

Le 27, après de nouvelles et inutiles tentatives pour réduire l'utérus, on vida la vessie à l'aide de la sonde ; l'urine était trouble, très-fétide, avec un sédiment muqueux grisâtre, membraniforme, ressemblant à une portion de muqueuse.

Le 28, on fit placer la femme sur les genoux et les coudes, et au toucher on trouva l'orifice de l'utérus très-haut derrière la symphyse des pubis ; il était dirigé en bas, de forme ovale, un peu boursoufflé, et laissant pénétrer le bout de l'index ; derrière l'orifice on reconnut un corps sphéroïde, remplissant tout le bassin, n'étant séparé du col que par un pli transversal profond. Diagnostic : Rétroversion de l'utérus enclavé entre le pubis et le sacrum.

La vessie, comprimée contre le pubis par l'utérus, très-enflammée et menacée de gangrène, demandait des secours très-prompts. On parvint bien à soulever le fond de l'utérus, mais non à lui faire dépasser la saillie de l'angle sacro-vertébral. (Decubitus sur le côté et applications fréquentes du cathéter.)

Le 3 septembre, dans le but de provoquer des contractions, et par là un raccourcissement de l'utérus, et faciliter ainsi la reposition de l'organe, on prescrivit le seigle ergoté, qui occasionna des douleurs d'enfantement.

Le 5, on tenta de ponctionner l'œuf à l'aide d'une sonde introduite par l'orifice utérin ; mais elle glissa entre les parois de la matrice et les membranes sans les entamer.

Le 6, on était sur le point de faire la ponction à travers la paroi postérieure de la matrice, lorsqu'on parvint, à l'aide du doigt introduit dans l'anus, à obtenir la reposition de la matrice, probablement raccourcie par l'effet du seigle ergoté et les irritations mécaniques. L'orifice de l'utérus était rentré dans l'axe du bassin, et le fond de l'organe faisait saillie au-devant de l'os iliaque gauche. La vessie n'étant plus comprimée laissa échapper une grande quantité d'urine fétide et floconneuse ; le même soir on vit pendre hors de l'urètre une membrane grise résistante dont on retrancha environ un pouce, qu'on reconnut pour être la membrane musculaire de la vessie. A onze heures du soir, la femme fut prise de frissons suivis de fortes envies d'uriner, et rendit par l'urètre, avec une forte explosion, une portion de membrane avec une grande quantité d'urine fétide. — A minuit, nouveaux frissons, contractions utérines et expulsion d'un fœtus de quatre à cinq mois.

Le 7, la femme est dans un état assez satisfaisant. La membrane expulsée par l'urètre avait la forme d'un sac qui, rempli d'eau, présentait les dimensions d'une vessie de femme ; son épaisseur augmentait graduellement de haut en bas, c'est-à-dire, qu'elle était plus considérable vers le col. Elle était composée d'une quantité innombrable de fibres musculaires plus ou moins épaisses, s'entre-croisant, les unes obliques, les autres circulaires ; surtout celles-ci étaient très-nombreuses et rapprochées vers le col. Il y en avait aussi de longitudinales, allant du fond vers le col appartenant au muscle *detrusor vesicæ*. Cette poche, comparée à une vessie saine, n'était composée que d'une couche de fibres musculaires, il est vrai plus épaisse qu'à l'état normal.

Du 7 au 12, douleurs lancinantes dans la région vésicale, tolérables, augmentant par la pression, surtout vers le côté droit. L'urine s'échappe par gouttes et est mêlée à du pus. Nuits assez bonnes.

Le 13, nouvelle rétroversion de l'utérus, empêchant l'écoulement de l'urine. On fait avec succès la réduction de l'organe, et l'urine s'écoule librement, mais par gouttes.

Du 15 au 23 les urines sont de moins en moins purulentes. Vers la fin de novembre la vessie était à même de garder 2 à 3 onces de liquide ; passé cette quantité, l'urine s'échappait en occasionnant de la brûlure. L'utérus est un peu abaissé, et au dire de la malade, il se présente à la vulve dans les accès de toux.

OBSERVATION XXIV.

Rétroversion. — Rupture de la vessie. — Mort.

Par John LYNNE (1).

Une femme, âgée de quarante ans, d'une constitution lâche, mère de plusieurs enfants et enceinte depuis quatre mois, eut d'abord un renversement du vagin auquel elle était sujette depuis longtemps. Il y avait peu de jours que la tumeur était réduite, lorsque, ayant fait un faux pas, elle sentit quelque chose se déranger dans son ventre et lui tomber vers le bas du dos. Elle fut attaquée sur-le-champ de constipation, de rétention d'urine, de nausées et de douleurs dans le ventre. Les moyens qui furent employés n'ayant pas produit de soulagement, Lynne soupçonna une rétroversion de la matrice et porta les doigts dans le vagin pour s'en assurer. Il fut arrêté par une tumeur grosse comme la tête d'un enfant, laquelle occupait la partie postérieure de ce conduit et descendait jusqu'au périnée. Le déplacement de la matrice bien connu, il voulut le réduire. La malade fut mise en diverses positions, et l'on introduisit les doigts de l'une des mains dans le rectum. L'usage de la sonde ne fut pas oublié, mais on ne put la pousser assez avant pour atteindre jusqu'au siége des urines. Les lavements étaient arrêtés dès l'entrée du rectum. Il y avait une tension excessive du ventre et surtout de la région qu'occupe la vessie. On proposa à la malade de faire la ponction de la vessie, mais elle s'y refusa. Le septième jour de la

(1) Lacroix. *Thèse d'agrégation et in Médical comment.*, t. VI.

maladie, cette femme était extrêmement affaiblie ; il lui survint des nausées et des hoquets, précurseurs de la gangrène qui devait avoir lieu. Elle sentit enfin quelque chose crever dans son ventre ; le calme qui succéda ranima son espérance, mais ce ne fut pas pour longtemps, car après s'être délivrée de l'enfant qu'elle portait, elle tomba dans un grand accablement et mourut le lendemain matin. On trouve, à l'ouverture du corps, la vessie gangrénée ; une vaste déchirure avait livré passage dans le ventre à dix pintes d'urine environ.

Observation XXV.

Rétroversion. — Rupture de la vessie. — Mort.

Par Guil. Hunter (1).

Une pauvre femme, âgée de quarante ans, mère de plusieurs enfants, et grosse de trois mois et demi, eut une rétroversion de la matrice en glanant du blé. Bientôt après elle ne put rendre son urine ni ses excréments ; elle avait du ténesme, des nausées et elle souffrait beaucoup. On lui prescrivit différents remèdes qui n'eurent aucun bon effet. On tenta en vain de la sonder. On introduisait bien la sonde à un ou deux pouces de l'urètre, mais sans aller au delà et sans donner issue à une goutte d'urine. Assuré de l'existence de la rétroversion de la matrice, et ne pouvant la réduire, on fit de nouvelles tentatives pour passer la sonde jusque dans la vessie, et l'on tira une ou deux cuillerées d'urine très-colorée, en mettant la malade tantôt dans une position, tantôt dans une autre. Enfin on jugea qu'il était nécessaire de faire la ponction de la vessie au-dessus du pubis ; la malade s'y refusa ; elle devint plus faible, eut de fréquentes nausées et le hoquet. Le même jour elle dit qu'elle sentait quelque chose se crever dans le ventre ; elle éprouva sur-le-champ une diminution de douleurs, et annonça qu'elle allait faire une fausse couche. Elle la fit en effet promptement et presque sans douleurs ; les membranes de l'amnios étant rompues, l'enfant et le placenta sortirent par les seuls efforts de la nature ; mais elle n'urinait point. On la sonda alors avec la plus grande facilité ; il ne sortit point d'urine, quoique la sonde fût dans la vessie, ce qui confirma l'opinion que l'on avait de la rupture de ce viscère. Cette femme mourut le lendemain matin, quatrième jour de la rétroversion de la matrice. On ouvrit son corps et l'on trouva neuf ou dix pintes d'urine épanchée dans le ventre, la vessie vide, flasque et rompue près de son fond, de manière que l'on pouvait passer le bout du doigt par cette crevasse, dont les bords étaient gangrénés. Tout le corps de la matrice était encore tellement porté en arrière qu'on vit aisément que son fond s'était placé entre le vagin et le rectum, et que son col appuyait sur les pubis.

(1) *Mém. de la Soc. de médecine de Londres.*

Observation XXVI.

Rétroversion de la matrice. — Gangrène de la vessie. — Urémie. — Mort. — Autopsie.

Par M. Bamberger, de Vienne (1).

Une femme de trente-six ans, au troisième mois de sa deuxième grossesse, fut admise, le 17 avril 1851, dans le service de clinique d'Oppolzer, à Vienne. Elle se plaignait, depuis le milieu de mars, de constipation, de douleurs de ventre, de fièvre, et ne pouvait uriner qu'au moyen de la sonde. Le 16 avril survint une perte de connaissance complète, qui persistait encore à l'entrée de la malade à l'hôpital. On trouva alors le pouls petit, à 140 pulsations, la respiration fréquente, entrecoupée, la percussion thoracique normale, dans toute la poitrine des bruits de râle à grosses et à fines bulles. Le ventre est tendu, la vessie remonte jusqu'à un pouce au-dessus de l'ombilic, le vagin est comprimé par le corps de la matrice, qui est porté en arrière et pèse sur le rectum; le col utérin dirigé en haut et en avant est difficile à atteindre avec le doigt. Au moyen de la sonde, on évacua une grande quantité d'urine alcaline, fétide, renfermant un dépôt abondant de cellules épithéliales et de globules de pus. Le 18 avril on réussit facilement à réduire le déplacement de la matrice. Le lendemain la malade expulsa un fœtus d'environ cinq mois; l'état soporeux ne changea point jusqu'à la mort de cette femme, qui eut lieu dans l'après-midi du même jour.

A l'autopsie, on trouva la vessie remontant au-dessus de la symphyse sous la forme d'un sac mou, à cloisons épaisses, adhérant intimement, en avant, aux parois abdominales, en arrière à une anse de l'iléon, à la portion du mésentère qui s'attachait à l'épiploon. Au niveau de ces adhérences, la paroi vésicale était détruite par places, en sorte que les organes n'étaient séparés de la cavité de la vessie que par une couche de tissu gangréné, revêtue d'une sanie putride; ailleurs, les membranes vésicales avaient subi la dégénérescence graisseuse, étaient recouvertes de phosphate calcaire, et dans quelques points réduites à l'épaisseur d'une feuille de papier. L'utérus, du volume du poing, était pâle; sa cavité, ainsi que celle du vagin, occupée par des caillots; il se trouvait enclavé dans le bassin, ayant son fond légèrement incliné en arrière au-dessous de la symphyse sacro-lombaire. Par l'analyse chimique on constata de l'urée et de l'acide urique dans le sang.

Rectum. — Les symptômes du côté du rectum se montrent géné-

---

(1) *Monatschrift f. Geburtskunde.* Berlin, 1856, t. VII.

ralement en même temps que ceux de la vessie. Ils se manifestent d'abord par une tension très-prononcée, des épreintes, une constipation plus ou moins rebelle. Les matières qui parviennent à sortir sont moulées en forme de ruban; bientôt il ne sort plus rien que des matières sanguinolentes, que Schweighœuser regarde comme caractéristiques (1).

La malade éprouve du côté du rectum des démangeaisons, des élancements. L'anus est tuméfié, saillant; l'intestin peut même être renversé; enfin l'on a vu l'anus et le périnée présenter une saillie très-prononcée due à la matrice qui distendait les organes.

Suivant Burns, l'obstruction peut être assez grande pour causer un vomissement de matières fécales. Si la compression se prolonge un certain temps, il peut alors se développer dans l'intestin des symptômes d'inflammation, soit de l'urètre lui-même, soit de son enveloppe péritonéale. Dans l'observation suivante on a trouvé l'intestin adhérant en face de l'utérus et présentant une rupture large comme un tuyau de plume.

Observation XXVI.

Rétroversion de la matrice. — Impossibilité de l'accouchement. — Mort au dixième mois de la grossesse. — Perforation de l'intestin.

Par M. D. Macleod (2).

Madame M., âgée de quarante ans, enceinte d'environ quatre mois pour la troisième fois, fut prise, le 25 juillet 1855, peu après avoir soulevé un lourd fardeau, de douleur aiguë à l'hypogastre, d'un sentiment de pression de tiraillements dans la concavité du sacrum. Il s'y joignit une rétention d'urine et l'obligation pour la malade d'être sondée pendant six semaines par un médecin. Au bout de ce temps, la mixtion se fit naturellement. Quelques sangsues, des laxatifs, soulagèrent la malade de ses douleurs lombaires et de sa constipation.

Peu à peu, cependant, son état s'aggrava; il survint de l'anorexie, des nausées, des vomissements, de la flatulence, de la faiblesse du pouls.

(1) *Afssætze über einige physiologische und praktische Gegensiænde.* Nürnberg 1817.

(2) *Glascow méd. Journ.* Janvier 1857.

Pendant cinq semaines ces symptômes persistèrent, et un nouveau soulagement partiel eut lieu au bout de ce temps.

Vers le commencement d'octobre, deux hémorrhagies utérines abondantes se déclarèrent, et à leur suite beaucoup d'amaigrissement et de faiblesse. Après la première de ces pertes, le volume de l'abdomen ayant subitement diminué, on supposa que la liqueur amniotique s'était écoulée. Le 15 octobre, les douleurs du travail apparurent. Le docteur Young, appelé pour la première fois, trouva, au toucher, le vagin considérablement raccourci, recourbé en avant et en haut. Le doigt percevait une tumeur dure, un peu élastique, sphérique, du volume d'une tête de fœtus à sept mois et occupant toute la cavité pelvienne. Cette tumeur était formée par la tête de l'enfant, qu'on sentait à travers une mince cloison, la paroi postérieure de l'utérus. On ne trouva pas les bruits du cœur du fœtus à l'auscultation, les mouvements avaient cessé depuis quelques jours. Le docteur Borlaud, à la même époque, parvint à grand'peine à trouver le col utérin, situé à un pouce au-dessus et en arrière de la symphyse pubienne, un peu à gauche de la ligne médiane; l'orifice permettait à peine l'introductiou de la pulpe du doigt. On fit des efforts pour réduire la matrice au moyen des doigts introduits dans le rectum; mais toutes les tentatives furent vaines et occasionnèrent une vive angoisse. Les douleurs durèrent environ vingt-quatre heures, et, quoique normales de force et de fréquence, elles n'amenèrent aucune dilatation. On dut renoncer pour le moment à de nouveaux efforts de réduction ; un régime fortifiant, des toniques furent prescrits afin d'améliorer l'état général; on donna aussi des préparations d'opium contre la diarrhée. — La constitution de la malade ne s'était guère relevée lorsque, le 30 décembre, les douleurs du travail reparurent. On tenta de nouveau à plusieurs reprises de replacer la matrice en faisant prendre à la malade des positions variées. On introduisit même un crochet mousse, fabriqué *ad hoc,* dans l'orifice du col pour venir en aide aux deux doigts qui repoussaient en haut le fond de la matrice à travers le rectum. La malade était si faible qu'on n'osa pas employer le choloforme, ni introduire la main entière dans l'intestin. Le pouls s'affaiblit, donna 150 pulsations; des sueurs abondantes se montrèrent ; la diarrhée persista jusqu'au jour de la mort, 3 janvier 1856.

Autopsie vingt-quatre heures après la mort. — Epiploon entièrement absorbé. L'utérus est adhérent par-devant aux parois abdominales, sur les côtés de la fosse iliaque, en haut à l'arc transverse du colon. Au centre de cette dernière adhérence existe une rupture de l'intestin, à peine assez large pour permettre l'introduction d'un tuyau de plume d'oie. Aucun épanchement stercoral n'a eu lieu par cet orifice. En arrière, le fond de la matrice est fortement uni au rectum et à la face interne du sacrum par d'anciennes adhérences.

La vessie paraît saine et contient une petite quantité d'urine. Le col de l'utérus non dilaté occupe la position déjà indiquée. La matrice est très-mince, de couleur ardoisée ; elle renferme les débris d'un fœtus de la taille environ d'un embryon de cinq mois, le placenta, les membranes et une petite quantité de liqueur de l'amnios. Tout le contenu de la matrice est dans un état avancé de décomposition, les traits du visage de l'enfant sont totament effacés ; le corps, quoique putréfié, conserve sa forme normale.

Vagin. — La rétroversion utérine amène du côté du vagin des lésions qui ne sont pas moins importantes que les précédentes. Aussitôt que la rétroversion est assez prononcée, la femme éprouve, du côté des organes génitaux, une sensation particulière ; il lui semble qu'elle va faire une fausse couche ; elle sent quelque chose qui s'engage et elle éprouve un besoin pressant de pousser. Ces efforts ne font qu'augmenter le renversement de l'utérus et tendent de plus en plus à l'engager dans l'orifice vulvaire ; il peut même arriver que l'utérus vienne faire saillie entre les grandes lèvres, ou en sorte complétement.

Le vagin subit des changements de direction et de forme qui ont été jusqu'ici imparfaitement décrits. Dans l'état normal, le vagin est un conduit membraneux à direction oblique d'avant en arrière et de bas en haut. Ce conduit, auquel on peut considérer deux parois, l'une antérieure et l'autre postérieure, vient s'insérer sur le col utérin, avec lequel il se prolonge. Cette insertion se fait, pour la paroi antérieure, plus bas que pour la paroi postérieure, de sorte que le cul-de-sac antérieur est beauconp plus petit que le postérieur.

Ces quelques détails anatomiques vont nous servir à expliquer ce qui se passe dans la rétroversion. L'utérus, en se rétroversant, bascule autour d'un axe qui est loin de rester fixe, mais que nous pouvons supposer rester tel ; cet axe passerait par les deux ligaments larges ; par conséquent, pendant que le fond de la matrice s'abaisse, l'extrémité opposée, c'est-à-dire le col, se dirige en haut et en avant ; il rencontre devant lui la paroi antérieure ; le cul-de-sac antérieur étant peu prononcé, cette paroi setrouve tirée dans la même direction, c'est-à-dire en haut et en avant. Cette action sur la paroi du vagin peut être telle qu'elle vienne s'appliquer sur la face postérieure des pubis, tandis que le méat urinaire est tiré en bas et en arrière et vient se cacher, comme nous l'avons déjà dit, jusque derrière l'arcade des pubis ; de là grande difficulté pour trouver le méat urinaire et pour sonder la femme.

Dans le mouvement de bascule que nous venons de décrire, la paroi postérieure se trouve d'abord relâchée, mais le fond de l'utérus vient bientôt s'y appliquer et la repousser en avant. Si les efforts que fait la femme pour pousser continuent, la paroi postérieure peut être rompue, et alors la matrice, passant au travers, vient faire saillie hors de la vulve. La rupture du vagin dans la rétroversion est un phénomène assez rare pour que nous n'en ayons trouvé que deux exemples. L'un appartient à M. Greuser (de Dresde) et présente cette particularité, que la déchirure de la paroi postérieure du vagin livra passage non-seulement à la matrice, mais encore aux ovaires. L'autre est dû à M. le professeur Dubois.

OBSERVATION XXVII.

Rétroversion et prolapsus de la matrice à travers une rupture du vagin.— Mort.
Autopsie.

Par M. GREUSER, de Dresde (1).

Une sage-femme fut appelée, le soir, dans un village de la Saxe, auprès d'une femme logée dans une misérable cabane, couchée sur la paille. Cette malheureuse se plaignait d'un sentiment de forte pression, de ténesme dans le bas-ventre, de douleurs au sacrum et de constipation. La sage-femme constata l'existence d'une tumeur semblable à une masse charnue sortant de la vulve, par laquelle s'échappait un peu d'eau. Un médecin fut appelé et arriva à huit heures. Le visage de la malade était décomposé, pâle ; le pouls très-petit ; elle se plaignait de violentes douleurs et perdait du sang par la vulve. Présumant que la tumeur était une môle, le médecin se mit à la tirer dans divers sens. Pendant ces tractions, il s'écoula environ deux litres d'eau au-dessus et au-dessous de la tumeur ; les douleurs et l'hémorrhagie s'accrurent. On prescrivit l'élixir acide de Haller ; un docteur en médecine fut requis, et celui-ci reconnut une rétroversion de la matrice ; à minuit la patiente mourut. On trouva à l'autopsie une tumeur grosse comme la tête d'un enfant, faisant issue hors de la vulve. Cette tumeur était formée

____

(1) *Monatschrift f. Geburtskunde,* etc. Berlin, 1857, t. IX.

par les ovaires et tout le corps de l'utérus. Le rectum était d'un rouge intense, la vessie vide, injectée à sa partie inférieure. A la paroi postérieure du vagin existait une déchirure à travers laquelle faisaient hernie les ovaires et la matrice, celle-ci étant renversée en arrière de telle sorte que son col était encore contenu dans le bassin. Dans l'utérus se trouvait un embryon de la grosseur d'un œuf de poule, adhérant à la paroi utérine par le tiers environ de sa surface.

Le professeur Greuser, de Dresde, appelé par l'autorité judiciaire à donner son avis sur ce cas, pense que la rupture du vagin n'a pas été produite par les tractions du premier médecin. Le vagin, en effet, n'a pas été trouvé, à l'autopsie, renversé, ni rouge, ni excorié ou contus ; la tumeur, les douleurs violentes, la perte sanguine existaient déjà avant l'arrivée du praticien. Il est probable que, dès le troisième mois de la grossesse, la rétroversion s'était formée ; de là les douleurs au sacrum, la constipation, le ténesme, le sentiment de pression sur le bas-ventre, ressentis par la malade dès cette époque ; de là enfin la rupture vaginale amenée progressivement par la compression et l'amincissement de la paroi postérieure du vagin. Les tiraillements exercés par le médecin n'ont donc fait que hâter la mort.

Observation XXVIII.

Rétroversion suivie de rupture du vagin.

Par M. le professeur Dubois (1).

S. G..., paysanne âgée de 32 ans, d'une intelligence bornée, mère de trois enfants, ayant été assistée dans ses deux dernières couches par sa belle-mère, paysanne aussi et sans instruction dans l'art des accouchements, était grosse d'environ trois mois et demi lorsqu'elle fut prise, dans la journée du 7 novembre 1836, de douleurs vagues. Ces malaises, qui ne l'empêchèrent pas de sortir et de se livrer à quelques occupations pénibles de la campagne, l'inquiétèrent cependant assez pour lui faire dire qu'elle pourrait bien être morte le lendemain. En rentrant chez elle ce jour-là, vers huit heures du soir, elle se coucha et fut prise de douleurs vives dans le ventre et les reins, qui lui arrachèrent des cris et que sa belle-mère attribua aux prodrômes d'une fausse couche ; il était neuf heures et demie du soir. A dix heures et demie, le mari, voulant donner quelques soins à sa femme, aperçoit une grosseur qui sort des parties génitales. On s'en inquiète ainsi que de l'état de souffrance et de l'hémorrhagie qui l'accompagnent, et on pense à recourir aux secours de l'art. Le mari se transporte lui-même chez la sage-femme de M..., village le plus voisin. Celle-ci arrive à une heure et trouve une énorme tumeur au dehors de la vulve, et des anomalies telles qu'elle

_____
(1) *Presse médicale*, t. I, p. 135, n° 20, 11 mars 1837.

demande qu'on appelle incessamment un accoucheur instruit. Le mari court chez M. C..., qui arrive à trois heures et demie du matin. Après quelques recherches pour s'assurer de la nature de la tumeur, le chirurgien la reconnaît pour la matrice dans l'état complet de rétroversion, et il parvient à la repousser et à la replacer dans sa position naturelle ; mais la femme, qui était déjà dans l'état le plus déplorable, expira à quatre heures et demie, peu de temps après la réduction de l'organe.

Cette mort aurait pu passer inaperçue, comme un de ces événements qui suivent parfois une fausse couche, une perte considérable, si la rumeur publique ne l'eût attribuée à des tentatives criminelles. L'autorité fit donc procéder à l'autopsie le 10 à trois heures, cinquante-sept heures après le décès.

Les parties extérieures de la génération ne présentent rien de particulier ; mais, légèrement entr'ouvertes, elles laissent apercevoir, à 2 lignes de profondeur dans la direction de la fourchette, une plaie frangée. Au toucher, le vagin paraît lisse et on arrive au col utérin, appuyé contre le pubis, fermé et sans engorgement. Le vagin est très-lâche, et le corps de la matrice, soulevé, est très-mobile.

Nous avons ouvert et scié les os pubis pour bien examiner l'état des organes contenus dans cette cavité et le bassin. La vessie, très-large et flasque, ne contenant pas d'urine, s'élevait au-dessus du pubis et paraissait avoir été distendue ; elle ne présentait d'ailleurs aucune altération et couvrait en partie le corps de la matrice. Cet organe, de forme pyramidale, offrait six pouces de longueur et cinq de largeur ; il était mou, flasque, rougeâtre, et présentait un certain nombre d'ecchymoses et de petites déchirures semi-circulaires ressemblant à des coups d'ongles. Ayant aperçu dans la partie péritonéale du bassin, au devant du sacrum, une plaie transversale, nous avons reconnu qu'il y avait, par cette plaie, communication entre la cavité abdominale et la partie postérieure inférieure du vagin. Ainsi il existait un canal accidentel, dont l'orifice supérieur était constitué par la rupture du péritoine, dont l'orifice inférieur l'était par la déchirure du vagin, et dont la partie moyenne occupait la cloison recto-vaginale lacérée.

Ayant poussé le corps de la matrice dans cette ouverture supérieure, nous l'avons fait sortir sans effort par l'ouverture inférieure, près de la fourchette, et là nous avons vu la position de la matrice observée par M. C... pendant la vie.

Ayant ensuite replacé l'organe comme il était précédemment, nous avons fendu le vagin à sa partie antérieure dans toute sa longueur jusqu'au col utérin, que nous avons trouvé très-allongé, fermé, enduit d'une sécrétion filamenteuse ou gélatineuse qu'on observe dans les premiers mois de la grossesse. Ayant fendu le col utérin et pénétré dans la matrice, nous en avons extrait la poche amniotique, intacte, contenant un fœtus d'environ trois mois et demi et ses dépendances. Nous avons ouvert cette poche et examiné le fœtus avec son cordon ombilical intact, implanté au placenta, qui était meurtri et broyé. Le fœtus présentait d'ailleurs plusieurs ecchymoses, entre autres une assez large sur l'occiput et une plus large sur le dos.

Ayant enlevé le corps de la matrice pour mieux juger de la plaie du vagin, nous avons trouvé l'ouverture intérieure frangée, à deux lignes de la fourchette, de cinq pouces de largeur dans la dilatation. Elle remonte en s'élargissant le long de la cloison recto-vaginale jusqu'au péritoine, qui est ouvert à sept pouces de largeur. De chaque côté on aperçoit de petites déchirures semi-circulaires, comme des coups d'ongles, avec décollement latéral du péritoine. Le rectum, vide, est intact, du moins ses membranes musculaire et muqueuse ; tout le système abdominal paraissait très-pâle et ses vaisseaux vides de sang, d'où les médecins ont conclu : 1° que ces lésions étaient mortelles ; 2° que la femme G... avait succombé à l'hémorrhagie et aux douleurs qui en ont été la suite ; 3° que la femme G...n'a pu se faire elle-même ces lésions.

Après avoir décrit comment nous comprenions l'action de la matrice sur le vagin, voyons quels sont les signes que l'on peut constater pendant la vie. Le doigt, en pénétrant dans le vagin, ne tardera pas à être arrêté par une tumeur arrondie, lisse, tumeur que l'on a pu confondre avec la tête d'un enfant et qui n'est autre que le fond de l'utérus. Pour pénétrer plus avant, il faut relever fortement le doigt derrière la symphyse, où avec quelques difficultés l'on trouve le col utérin. Si l'on se livre à un examen direct, l'on peut trouver, comme nous l'avons déjà dit, la matrice à la vulve et même hors de la vulve. Le plus ordinairement il faudra écarter les grandes lèvres pour apercevoir la face postérieure du vagin formant un relief arrondi à quelques centimètres en arrière de l'orifice du vagin. La paroi antérieure est très-tendue, appliquée derrière les pubis ; elle présente à sa partie inférieure un petit tubercule, c'est le méat urinaire ; à la partie supérieure de cette paroi antérieure, le doigt arrive sur une tumeur sensible ou non, molle ou résistante, c'est, nous l'avons dit déjà, le col de l'utérus.

Utérus. — Après avoir décrit les symptômes que présentent tous les organes environnants, il nous reste à étudier ceux fournis par la matrice elle-même.

Les auteurs admettent généralement deux degrés, qu'ils précisent peu, en reconnaissant la rétroversion incomplète et la rétroversion complète.

Scanzoni (1) reconnaît trois degrés, qui sont :

Premier degré. Quand l'axe longitudinal de l'utérus tend à se rapprocher de l'horizontal, le fond conservant une position plus élevée que le col.

Second degré. L'axe de l'utérus est entièrement horizontal ; le fond est dans la courbure sacrée, sur le même plan que le col, qui est au-dessous de la symphyse pubienne ou derrière les pubis.

Troisième degré. L'utérus, ne trouvant pas un espace suffisant dans les replis de Douglas, repousse le péritoine et s'engage de plus en plus entre le vagin et le rectum.

Il nous paraît difficile d'admettre le premier degré. On sait, en effet, que l'axe de la matrice est très-variable, et qu'il n'est pas rare de la voir avec un axe dirigé un peu de bas en haut, d'avant en arrière ; d'un autre côté, ce léger renversement est l'état normal de la matrice dans les premiers mois de la grossesse. Par conséquent, le premier degré de Scanzoni ne nous paraît pas très-justifié, car alors il faudrait admettre une rétroversion chez toutes les femmes dans les premiers mois de leur grossesse.

Le second et le troisième degrés nous paraissent très-exacts. Nous admettons donc ces deux degrés de rétroversion, dont nous faisons le premier et le second degré, et nous en ajoutons un troisième, plus rare que les précédents, et que Scanzoni paraît avoir négligé :

L'utérus fait une culbute complète ; son fond repousse la paroi postérieure du vagin jusque vers l'entrée de la vulve, tandis que le col est dans l'abdomen, au-dessus des pubis. — Pour nous résumer et nous bien faire comprendre :

Premier degré. L'axe de l'utérus est horizontal.

(1) *Précis théor. et prat. de l'art des accouchements,* trad. par Picard. — Paris, 1859.

Deuxième degré. L'axe de l'utérus est dirigé de haut en bas, d'avant en arrière.

Troisième degré. L'axe de l'utérus est vertical. On voit donc que le fond de la matrice peut ainsi parcourir successivement toute la courbure sacro-coccygienne.

Les deux premiers degrés existent presque toujours simultanément ; il est rare de voir la matrice rétroversée au premier degré ne pas passer au second. Quant au troisième degré, il est, nous le répétons, assez rare.

Si le fond de la matrice décrit un arc de cercle, le col en décrit un en sens opposé. Cependant, il peut se faire que le col reste accroché sous l'arcade pubienne pendant que le fond continue à descendre ; il y a là un état particulier que l'on a désigné sous le nom de rétroflexion.

La rétroflexion est plus fréquente dans l'état de vacuité que dans l'état de grossesse. Dans ce dernier cas, elle se lie toujours à une rétroversion antérieure ; il y a là une lésion toute mécanique.

Dans la première période de la grossesse, la matrice est un peu ramollie à l'union du corps avec le col ; s'il se fait une rétroversion, et si l'axe utérin est plus long que l'axe antéro-postérieur de l'excavation, le col viendra arc-bouter sous la branche des pubis, se recourbera en bas, et il y aura rétroflexion. Cette dernière, dans l'état de grossesse, est donc, selon nous, toujours liée à une rétroversion. Aussi croyons-nous devoir faire entrer ces faits dans notre cadre, en ne considérant la flexion du col que comme une simple complication.

Nous sommes heureux, du reste, de voir cette opinion émise par M. le professeur Velpeau dans ses leçons cliniques.

« Les antéflexions et les rétroflexions, dit notre savant maître,
« sont, en réalité, moins fréquentes chez les femmes grosses que chez
« celles qui ne le sont pas. Ce n'est pas à dire que la grossesse ne
« prédispose pas à ces inflexions. Ainsi, on comprend que, dans les
« premiers mois de la gestation, le corps de l'utérus se développant,
« et la moitié postérieure de l'organe étant plus grosse que sa moitié

« antérieure, on comprend , dis--je , que le développement étant égal
« dans le viscère tout entier, la moitié postérieure s'incline par son
« propre poids, outre les pressions d'avant en arrière qu'exerce la
« vessie distendue par l'urine plusieurs fois dans le jour, pressions
« augmentées par l'action des muscles, dont nous connaissons les
« effets. Si l'utérus, placé dans ces conditions, vient à arc-bouter
« derrière les pubis, il en résultera nécessairement une inflexion.
« C'est aussi ce qui arrive le plus communément; et, dans la gros-
« sesse, la flexion la plus fréquente a lieu postérieurement : c'est ce
« qu'on nomme rétroflexion (1). »

Le premier exemple de rétroflexion dans l'état de grossesse appartient à Wltczek *(Ignatius)*; nous l'empruntons à la *Thèse* de
M. Cusco (2). Nous citons ensuite un autre fait semblable, de Martin,
de Lyon.

Observation XXIX.

Rétroflexion utérine dans l'état de grossesse. — Mort.

Par Wltczek.

Une femme de 27 ans éprouva, au milieu du troisième mois de sa grossesse , une difficulté d'uriner et d'aller à la selle, qui augmenta progressivement. Au commencement du quatrième mois, elle ressentit par intervalles
des douleurs dans les lombes, les hanches et le bassin. Au toucher, la sage-
femme trouva l'orifice utérin très-élevé, et, à la partie postérieure du vagin, une tumeur dure, qu'elle prit pour un amas de matières stercorales.
La malade ne pouvait plus aller à la selle sans lavements, et encore n'était-
ce qu'avec peine que le liquide pouvait pénétrer, tant l'intestin était res-
serré. L'urine s'écoulait souvent goutte à goutte et avec douleur. Le ventre
était très-dur, et développé comme il l'est à peine au septième mois de la
grossesse. A la fin du quatrième mois, elle éprouva des souffrances si aiguës, que l'on crut qu'elle allait avorter. On se livra, en conséquence, à
des manœuvres de dilatation sur les parties génitales. La fièvre inflammatoire ne tarda pas à se développer, et la malade succomba. Voici ce que
l'on constata à l'autopsie : le périnée était dur, gonflé, uniformément saillant; le vagin était presque entièrement fermé par une tumeur située en
arrière; l'orifice utérin était très-élevé et à peine accessible au doigt. A

____

(1) *Leçons orales,* recueillies par M. Pajot. *Gazette des hôpitaux,* 1845.
(2) *De l'antéflexion et de la rétroflexion;* Thèse d'agrégation. Paris, 1853.

l'ouverture du ventre , on trouva la vessie énormément développée et remontant jusqu'à l'ombilic, enflammée, ulcérée, ainsi que les intestins.

Le corps de l'utérus était infléchi au voisinage de son col, courbé en arrière et en bas , entre le rectum et le vagin, et abaissé presque jusqu'au périnée; le col , courbé sous un angle très-aigu d'avant en arrière , était très-allongé; la tête du fœtus était tournée vers le périnée; le placenta s'implantait au fond de l'utérus.

OBSERVATION XXX.

Rétroflexion utérine dans l'état de grossesse.

Par MARTIN, de Lyon.

Percy, âgée de 25 ans, était affectée d'une descente de matrice depuis sa seconde couche. Enceinte de trois mois, elle éprouva , après un exercice fatigant, des douleurs dans le bassin et de la difficulté pour aller à la selle. Après beaucoup d'efforts inutiles pour satisfaire à ce besoin, elle s'aperçut qu'une tumeur survenue presque subitement occupait la partie supérieure de la vulve et sortait du vagin. Cette tumeur grossit et devint douloureuse ; des cuissons s'y faisaient sentir lorsque le peu d'urine qui s'échappait de la vessie coulait sur elle. Les selles étaient entièrement supprimées. Cet état durait depuis trois jours, lorsqu'on me fit appeler, le 11 juillet 1810.

Je reconnus que la tumeur extérieure était formée par le col de la matrice, engorgé et douloureux. Ayant essayé de le refouler dans le vagin, je fus étonné de la résistance qu'il m'opposa. Portant alors mon doigt dans ce conduit, je vis que la matrice était rétroversée, son fond dirigé du côté du rectum et du périnée, tandis que le col, situé hors de la vulve, était relevé, fixé au-dessous et en avant du pubis, et recourbé sur lui-même en forme de bec d'aiguière. Je ne parvins à le faire rentrer dans le vagin qu'après avoir, à l'aide de deux doigts, soulevé le fond de l'utérus, manœuvre que j'exécutai avec assez de facilité. L'urine et les selles reprirent bientôt leur cours ordinaire.

M. Cusco se demande pourquoi, dans certains cas, l'utérus s'infléchit sur son col, au lieu de se renverser en totalité. « Wltczek, dit cet auteur, à l'occasion du fait qu'il a observé, attribue cette flexion à la longueur exagérée du col; mais n'a-t-il pas pris l'effet pour la cause, et l'allongement du col ne tient-il pas plutôt à ce qu'il est pressé entre le pubis et le corps de l'utérus ? Les éléments nous manquent totalement pour résoudre cette question d'une manière satisfaisante ; et nous ne pouvons mieux faire, croyons-nous, que de citer M. le professeur Dubois : « On a attribué cette disposition à des adhérences au

« museau de tanche, à des brides qui les retiennent vers le centre du
« vagin ; mais on ne cite pas d'observations précises, et je n'ai rien
« observé de semblable dans les cas de rétroflexion que j'ai vus et que
« j'ai cités plus haut. Je suis persuadé que la flexion du col dépend
« d'autres causes qui nous sont encore inconnues. »

Aussitôt que la rétroversion est produite, il se manifeste, du côté
de la matrice, des douleurs qui s'étendent sur le trajet des ligaments
larges, et même jusque dans les cuisses. Plus rarement, l'utérus
n'est douloureux qu'au toucher ; d'autres fois, au contraire, la femme
y éprouve des douleurs lancinantes extrêmement vives ; il se déclare
assez fréquemment des contractions comme pour accoucher, contractions qui ont souvent pour résultat d'amener un avortement. La malade éprouve alors le besoin de pousser, qui ne fait qu'augmenter le
renversement de la matrice et l'engager davantage entre le vagin et
le rectum.

Le toucher fournit des renseignements précieux. Le doigt, aussitôt après avoir franchi la vulve, se trouve arrêté par une tumeur dure
du volume du poing environ. Pour pénétrer plus profondément et
atteindre le col utérin, il faut passer derrière la symphyse, où on ne
tarde pas à le rencontrer à une hauteur plus ou moins grande.

Dans le cas de culbute complète de la matrice, le col se trouvera
placé dans l'abdomen ; on aura grande peine à l'atteindre, il faudra
alors introduire le doigt très-profondément pour arriver jusqu'à lui.

Dans le cas de rétroflexion, le col est très-accessible au doigt : on
le sent recourbé sur la face postérieure de la matrice. Quelquefois
même le museau de tanche peut faire saillie à la vulve ; le col, ainsi
recourbé, se place au-dessous et un peu en avant des pubis, tandis
que le corps utérin se rapproche du périnée. M. Martin, de Lyon (1),
a cru trouver là un cas nouveau de rétroversion. Nous partageons entièrement l'avis de M. Cazeaux : « C'est tout simplement, dit cet auteur, un prolapsus utérin qui existait avant la grossesse, et que celle-ci

______

(1) Voir l'observation XXX.

aura exagéré. Il y avait en même temps antéflexion du col, ce qui explique comment, poussé par l'abaissement du corps jusqu'au delà de la vulve, il pouvait former, un peu au-devant du pubis, le bec d'aiguière dont parle M. Martin. »

Symptômes généraux. — Ils peuvent être sous la dépendance de la vessie, du rectum ou de la matrice.

Par suite de l'accumulation des urines dans la vessie, il se déclare dans cet organe des symptômes inflammatoires. Outre le ténesme et les envies fréquentes d'uriner que nous avons décrits ailleurs, on constate un volume plus considérable de l'abdomen, qui devient douloureux; puis surviennent des coliques, des éructations continuelles, des vomituritions, de l'agitation, du délire, des convulsions ; le pouls est dur et fréquent; en un mot, on constate les principaux symptômes de la cystite. D'autres fois, ce sont des accidents inflammatoires du canal intestinal, et même des symptômes de péritonite. Enfin, il pourra y avoir des signes de l'avortement. Nous insistons peu sur les symptômes généraux, parce qu'ils se rattachent le plus souvent à une affection qui est une complication de la maladie principale ; nous y étendre davantage, ce serait donc sortir de notre sujet.

DIAGNOSTIC.

« Le diagnostic de la rétroversion utérine dans l'état de grossesse, dit **M. Lacroix**, est ordinairement facile; car, d'après les symptômes que nous avons énumérés à l'instant, tout repose sur des symptômes de compression, d'une part, sur les organes environnants, et de l'autre en des signes de déplacement qu'on ne peut constater qu'avec le doigt dans le vagin ou dans le rectum. Pourquoi les erreurs sont-elles donc si fréquentes? C'est que l'on s'arrête trop aux signes qui frappent les premiers, du côté des voies digestives ou urinaires; et l'on ne saurait trop suivre l'exemple de **M. Husson**, dont j'ai été l'interne, qui, dans tous les cas où il y a quelques symptômes inflammatoires ou autres de ces côtés, touche de suite le malade. » **L'**auteur que nous venons de citer a, selon nous, complétement raison; dans les observations où nous voyons qu'une erreur de diagnostic a été commise, cela tient à ce que, tenant compte simplement des symptômes présentés par la malade, on a négligé un examen plus approfondi.

Nous suivrons pour le diagnostic le même ordre que nous avons suivi pour la symptomatologie ; nous étudierons successivement les erreurs dont chaque organe peut être la cause.

Vessie. — Bien qu'il y ait une rétroversion utérine, le cours des urines peut rester libre. Ce phénomène peut se produire dans deux cas : 1° le col utérin est dévié à droite ou à gauche, et ne comprimant pas l'urètre ou le col vésical, le cours des urines restera libre ; 2° dans certains cas de rétroflexion. Dans ces cas, il faudra une certaine sagacité de la part du chirurgien, qui ne parviendra à poser son diagnostic qu'après s'être livré à l'examen de tous les organes. Selon M. Lacroix, s'il y a obstacle au cours des urines, lorsque la rétroversion a été réduite, l'on peut supposer que, la vessie ne se vidant pas, il y a une affection de cet organe. Nous pensons que, dans tous les cas, cette erreur serait bien facile à éviter. Le chirurgien, sachant à quelle maladie il a affaire, n'oubliera pas avec quelle facilité, dans certains cas, la rétroversion peut se reproduire (1), et avant de croire à une affection de la vessie, il s'assurera si la matrice est en place.

Des praticiens ont pu pousser l'erreur au point de croire à une rétention d'urine et donner à la malade des diurétiques (2), aggravant ainsi une affection qui ne présente que trop de dangers par elle-même.

Si les urines coulent par regorgement, on pourra prendre la rétroversion pour une paralysie de la vessie. Une malade qui depuis longtemps recélait des graviers est prise de rétroversion, et l'on diagnostique un calcul urinaire.

Si la vessie est fortement dilatée, on pourra croire à une ascite ; mais le chirurgien ne tardera par à reconnaître son erreur ; car, dans la dilatation de la vessie, on trouvera une tumeur globuleuse que l'on

(1) Voir l'obs. III.
(2) Voir l'obs. XXI.

pourra délimiter au milieu du bassin, et les limites de la matité présenteront à la partie supérieure une ligne à concavité tournée en bas ; ce sera le contraire dans le cas d'ascite.

Rectum. — La constipation, qui est indiquée comme un des signes caractéristiques, peut manquer, comme dans le cas suivant de Martin, de Lyon. Cela tient à ce que, le fond de l'utérus étant dévié à droite, le rectum se trouve ainsi parfaitement libre. Il nous paraît difficile que l'on confonde la rétroversion avec un cancer ou un polype du rectum ; nous ne nous arrêterons donc pas sur ce sujet.

Observation XXXI.

Rétroversion utérine. — Guérison par la position. — Absence de la constipation.

Par Martin, de Lyon.

Marie Picard, 26 ans, sage-femme, enceinte de six semaines, lorsque, soulevant une fille qui accouchait, elle éprouve dans le bassin une douleur suivie d'une perte qui dure 8 jours ; au bout de ce temps, la douleur est plus forte, les urines coulent difficilement, sans que les selles soient supprimées ; l'hémorrhagie utérine continue.

La matrice, plus volumineuse qu'à l'état de vacuité, était placée de champ à la partie supérieure de l'excavation du petit bassin ; son fond, répondant au sacrum, était un peu dirigé à droite. Son orifice, placé très-haut derrière le pubis, était incliné à gauche, de telle sorte que, pour l'atteindre, je fus obligé de recourber l'indicateur de ma main droite et de la porter en haut, en devant et à gauche. Je trouvai le museau de tanche boursoufflé et assez ouvert pour admettre l'extrémité du doigt, ce qui fut pour moi le signe d'un avortement prochain. Comme la matrice ne me parut pas fortement retenue, et que le cours des urines n'était pas intercepté, j'essayai de rémédier au déplacement par la seule position. En conséquence, je plaçai sous les fesses un coussin qui les tint très-élevées, tandis que les reins étaient dans une position fort déclinée, ce qui éloignait de la matrice les viscères abdominaux. Par ce moyen, le fond de l'utérus placé sur la même ligne d'inclinaison fut entraîné par son propre poids, et reprit sa place naturelle ; au bout de 24 heures, la rétroversion se trouva réduite. L'hémorrhagie continua, et le quinzième jour, à la suite de violentes coliques, la matrice se débarrassa d'un gros œuf.

Vagin. — Si, à la suite d'une chute, une femme enceinte perd du sang par la vulve, on est disposé à admettre qu'une fausse couche se prépare ; le toucher seul pourra lever les doutes et faire reconnaître la rétroversion.

Dans l'observation qui suit, la tumeur formée par l'utérus rétroversé a été prise pour la tête d'un fœtus ; et une sage-femme s'est livrée à des tractions pour dégager cette prétendue tête.

Observation XXXII.

Utérus rétroversé pris pour la tête d'un fœtus.

Par M. G. Schmitt, de Vienne (1).

Une bourgeoise, qui n'était plus jeune, mais qui était habituellement bien portante, forte, et qui avait de l'embonpoint, avait eu onze couches heureuses ; elle se croyait de nouveau enceinte et pensait être au troisième mois de sa grossesse. Après une promenade un peu longue, elle fut prise de fortes douleurs qui s'accompagnèrent d'hémorrhagies et autres signes d'un avortement. Une sage-femme fut appelée, qui, ayant rencontré un corps arrondi dans le vagin, eut la maladresse de le prendre pour la tête d'un enfant. Elle le saisit, tira dessus, sans pouvoir l'amener au dehors. Plus tard, le médecin de la maison, qui était aussi accoucheur, fut appelé. Il ne reconnut point la nature de la tumeur qui occupait le vagin, mais il laissa à la nature le temps de compléter l'avortement. Après cela, les lochies coulèrent pendant quelque temps, et la femme essaya de se remettre sur pied. Elle n'y fut pas plutôt, qu'elle éprouva un sentiment de pesanteur dans la partie postérieure du bassin, avec un tiraillement comme si quelque chose eût descendu. Elle ressentit en outre une espèce de distension douloureuse dans le flanc droit ; ce n'était pas la première fois qu'elle éprouvait cette dernière sensation, mais jamais d'une manière aussi violente.

Il y avait de la constipation, et les matiéres ne sortaient qu'avec une très-grande difficulté. Le docteur Schmitt fut appelé dix jours après la fausse couche. Il trouva l'utérus recourbé comme une retorte. Le col en était mou, un peu allongé et aminci, résultat des tiraillements auxquels il a été soumis. L'orifice utérin était dans l'état normal, et situé contre l'arcade pubienne, tandis que le corps de l'utérus, présentant la consistance d'une masse charnue, se trouvait enfoncé dans la cavité pelvienne et en contact avec le rectum. Comme l'émission de l'urine était libre et l'utérus très-sensible, le docteur Schmitt ne fit aucune tentative de réduction ; il se contenta de recommander le coucher latéral et même de se tenir sur le ventre ou en pronation le plus souvent possible, et d'éviter les efforts pendant la défécation. Dès que la sensibilité de la matrice aurait cessé, il

(1) Lacroix. *Loc. cit.*, p. 126.

conseilla au médecin de la malade d'introduire deux doigts dans le vagin, et de faire tous les jours quelques légères tentatives de réduction , afin d'aider les efforts de la nature.

Ce ne fut qu'après quarante-deux jours de l'emploi de ces moyens que la réduction fut complète. Dès que la malade, après être restée quelques jours sur le côté et sur le ventre, se sentit mieux, elle quitta le lit, ce qui nécessairement retarda sa guérison. Afin de prévenir une rechute, le médecin ordinaire prescrivit l'application d'un pessaire à tige (le pessaire de Heller); mais la malade ne put le supporter plus de deux jours. Le médecin ordonna des injections avec une décoction d'écorces de chêne, qui produisirent un bon effet; les règles reparurent bientôt, et peu après survint une grossesse qui se termina heureusement. Cette femme est accouchée deux fois encore, la dernière de deux jumeaux, et cela sans accident.

Utérus. — Cet organe peut présenter tous les signes d'un avortement. Comme dans les cas précédents , il faudra recourir à l'examen direct. Le toucher permet de constater que le col et le corps de l'utérus sont en place ; l'avortement a lieu, et l'on a vu la rétroversion survenir après l'expulsion de l'œuf. Il faut être prévenu de la possibilité de ce fait, car l'accoucheur, rassuré par son premier examen, pourrait être ensuite fort embarrassé et ne pouvoir s'expliquer certains accidents qui suivraient la fausse couche.

M. Cazeaux établit le diagnostic entre la rétroversion et le prolapsus. « Dans la rétroversion, dit cet auteur, la paroi vaginale est toujours placée entre le doigt et la tumeur, et le col est relevé derrière les pubis, tandis que le col est toujours le point le plus déclive, et la tumeur peut parfaitement être isolée du vagin dans le prolapsus. La réduction est toujours facile dans ce dernier cas ; elle est toujours difficile, quelquefois même impossible, dans le premier. D'ailleurs, les symptômes auxquels donne lieu la rétroversion sont beaucoup plus graves que ceux produits par le prolapsus. »

Enfin, nous avons déjà insisté sur ce point ; l'on n'oubliera pas que la rétroversion est possible dans les jours qui suivent l'accouchement ; nous en avons cité deux exemples (obs. VI et VII). Il y a plus : la rétroversion peut encore se produire pendant la délivrance, comme le démontre le fait suivant :

Observation XXXIII.

Rétroversion utérine pendant la délivrance.

Par M. Martin, de Lyon.

Mme Toquet, de la Guillotière, âgée de 34 ans, avait fait trois enfants et éprouvé un avortement. Enceinte pour la cinquième fois, elle était arrivée au troisième mois de la gestation, lorsqu'elle apprit la mort d'un de ses fils. Cette nouvelle lui causa une défaillance subite, suivie bientôt d'une leucorrhée très-abondante, avec des douleurs dans les reins qui persistèrent jusqu'au cinquième mois. Alors la leucorrhée se colora en rouge. Le 18 novembre 1817, à six mois et dix jours de grossesse, la matrice expulsa subitement un fœtus desséché, sans odeur fétide, ayant tout au plus le volume d'un embryon de trois mois. Immédiatement après l'accouchement, en opérant la délivrance, je reconnus dans le corps de la matrice un engorgement volumineux et dur, qui donna lieu à la rétroversion de cet organe au moment où j'amenai le placenta. J'y remédiai sur-le-champ en relevant le fond de l'utérus. L'engorgement diminua beaucoup pendant les deux mois qui suivirent, et quatre mois après, ayant touché la malade, je n'en trouvai plus de trace. Le repos du lit, qui fut gardé pendant longtemps, contribua beaucoup sans doute à prévenir la récidive du déplacement.

Le toucher devra être fait avec grand soin, car la matrice pourra être une source d'erreurs. N'avons-nous pas vu M. Martin prendre l'utérus lui-même pour le col volumineux et tuméfié? L'observation suivante démontre comment des médecins, fort instruits, du reste, ont pu être fort embarrassés pour poser leur diagnostic dans un cas de rétroversion.

Observation XXXIV.

Rétroversion utérine. — Difficultés de diagnostic.

Par M. Garin (1).

Madame Mora, monteuse de parapluies, âgée de 38 ans, a eu, outre une fausse couche, quatre enfants nés à terme, mais que l'on dut tous extraire par le forceps. Trois moururent en naissant, et les deux derniers avaient sur les côtés du front un enfoncement de près d'un centimètre avec fracture de l'os. Le 27 mai 1851, étant arrivée sans accident au troisième mois d'une sixième grossesse, elle avait depuis deux jours un peu de constipation et de difficulté à uriner, lorsque, après une fatigue, elle fut prise de coliques

(1) *Gaz. Méd. de Paris*, 1852, p. 154.

avec pesanteur dans le bassin : des efforts d'expulsion ne tardèrent pas à se
déclarer. Devenant de plus en plus fréquents, ils firent croire à l'imminence
d'une fausse couche. M. Teissier, son médecin, voulut toucher. Mais, à son
grand étonnement, il rencontra, à l'entrée de la vulve, une tumeur dure, du
volume du poing, obstruant le vagin et forçant l'indicateur de passer sous
le pubis pour aller à la recherche du col. Il lui parut alors que la présence
de cette tumeur était la cause de la difficulté qu'on avait éprouvée à terminer les précédents accouchements et des fractures du crâne présentées par
les deux derniers enfants. Topiques émollients ; potion calmante.

Le soir, le travail continuant, accompagné des mêmes douleurs, mais sans
amener de résultat, M. Teissier fit appeler M. Garin auprès de la malade. A
ce moment, l'angoisse était extrême ; constipation datant de plusieurs jours,
douleurs expulsives presque continuelles, col très-élevé et difficile à atteindre. Une tumeur dure, que l'on pouvait prendre pour l'utérus, se faisait
sentir dans l'hypogastre et semblait se durcir sous la main à chaque contraction des muscles de l'abdomen. Tout faisait craindre un avortement ;
cependant le col restait fermé, nulle perte sanguine n'avait lieu. C'était donc
cette tumeur qui mettait obstacle à ce que l'avortement s'effectuât.

Le danger pressait. Des souffrances horribles, des vomissements répétés,
un pouls petit et rapide inspiraient des craintes sérieuses. D'un autre côté,
à chaque douleur, la tumeur se portait en avant, repoussant la vulve en haut
et entr'ouvrant l'anus, comme le fait la tête d'un fœtus à la fin du travail ;
elle menaçait incessamment d'opérer une rupture et d'amener des accidents
impossibles à calculer. Les consultants, arrêtés quelques instants par l'im-
prévu d'un cas aussi ardu, éliminèrent successivement l'idée :

D'un calcul vésical enchatonné, d'après la consistance et le peu de poids
de la tumeur ; d'un polype, en raison de la liberté de l'orifice utérin ; d'une
tumeur fibreuse, en considérant son défaut d'adhérence à la cloison recto-
vaginale et les mouvements qu'elle exécutait entre le vagin et le rectum ;
d'une tumeur adhérente de l'utérus qui, par sa chute, aurait déterminé
les contractions abortives de cet organe, car jamais avant la grossesse rien
n'avait pu faire soupçonner l'existence d'une maladie de ce genre ; de plus,
la tumeur paraissait de temps en temps plus molle. Cette dernière circonstance, jointe à la mobilité de la tumeur à son toucher tomenteux et vasculaire, finit par mettre les médecins sur la voie de la vérité et les conduisit à penser qu'elle était formée par la matrice elle-même, complétement
renversée en arrière.

Avec cette vue s'expliquait la dureté de la tumeur pendant les douleurs,
sa flaccidité après qu'elles étaient passées, la constipation et la rétention
d'urine dont la malade était affectée.

On commença par vider la vessie ; il en sortit 2 litres d'urine, qui amenèrent un premier soulagement. On procéda ensuite à la réduction de l'u-

térus. La malade étant couchée sur le dos, les genoux relevés et le siége exhaussé par un coussin, M. Garin repoussa directement en haut le corps de la matrice avec la main introduite presque tout entière dans le rectum, pendant que M. Tessier attirait en avant et en bas le col qu'il était parvenu à accrocher avec l'indicateur. La tumeur céda après quelques efforts, l'organe reprit brusquement sa place comme par un mouvement de détente à ressort, qui était à la fois la preuve de la violence qu'il avait subie et celle du succès de l'opération.

Les douleurs cessèrent sur-le-champ, le calme se rétablit. Par prudence on appliqua un pessaire et l'on recommanda à la malade le repos le plus absolu. Le rétablissement fut bientôt complet et la grossesse ne fut pas interrompue dans son développement.

Les signes généraux pourront eux-mêmes être des causes d'erreur. L'observation suivante nous montre une rétroversion prise pour une péritonite.

Observation XXXV.

Rétroversion utérine prise pour une péritonite. — Mort.

Par le docteur A. Gougis (1).

Une femme âgée de vingt-six ans, d'un embonpoint et d'un force remarquables, mariée depuis quelques mois seulement, occupée à des travaux pénibles, éprouvait depuis quelque temps des douleurs dans les lombes et dans l'hypogastre, quelquefois de la constipation et de la douleur en urinant, lorsque, le 14 mars 1813, ayant sur le dos un sac d'un poids assez considérable, elle fit une chute. Dans le même moment, douleur vive à l'hypogastre avec un sentiment de déchirement dans les lombes : elle fut conduite chez elle. Depuis ce temps jusqu'au 17 du même mois qu'on l'amena à l'hôpital, elle avait beaucoup souffert : constipation opiniâtre, impossibilité de rendre les urines, sentiment d'un poids insupportable au fondement, fièvre continue. Un des médecins de l'hôpital, M. Brauca, dont je me souviens avec plaisir les attentions et les soins, me fit part, le jour même, de l'état de cette malade. Curieux de l'observer moi-même, je me rendis à l'hôpital, où je la trouvai dans l'état suivant. Elle avait toujours été parfaitement réglée jusqu'en janvier, et ayant cessé de l'être depuis cette époque, elle croyait être enceinte du même temps à peu près. Interrogée sur les circonstances qui avaient précédé et suivi sa chute, je n'obtins que ce que l'on m'avait communiqué. Je pris l'état présent de la malade.

Le ventre généralement douloureux, surtout à sa partie inférieure, tendu,

(1) *Thèses* de Paris, n° 26, 1847.

rénitent ; douleur atroce au fondement et vers le pubis ; impossibilité de rendre les excréments et les urines ; sentiment de chaleur interne et cuissons douloureuses dans l'intérieur des parties génitales, avec gonflement considérable des grandes lèvres et des environs de la vulve ; le pouls vif, fréquent, très-serré ; la chaleur de la peau très-intense ; la respiration fréquente et pénible ; la face animée, la langue assez humide ; soif vive, nausées fréquentes sans vomissement ; douleurs aiguës avec sentiment de tiraillement à la partie postérieure des deux membres abdominaux. Tous ces symptômes réunis me firent croire à une péritonite aiguë. Cependant je ne pus me rendre compte de ce qui avait pu amener l'état dans lequel j'avais trouvé les parties génitales. (Plusieurs bains, vingt sangsues sur l'abdomen, fomentations émollientes, boissons adoucissantes.) Le soir, je revis la malade avec le médecin ; elle avait pris deux bains ; les douleurs du ventre étaient un peu calmées, mais il était toujours tendu ; les lavements n'avaient pu passer ; du reste, même état que le matin. Le gonflement du ventre et sa sensibilité ne permettant pas qu'on pût le palper pour s'assurer du volume de la vessie, on voulut introduire une algalie ; les parties génitales externes étaient dans un tel état d'inflammation et d'engorgement, qu'on eut beaucoup de peine à trouver l'orifice de l'urètre ; on y parvint cependant ; mais quelle que fût la direction imprimée à l'algalie, on ne put l'introduire. On voulut toucher ; les douleurs que la femme éprouvait à chaque tentative étaient si atroces qu'on fut obligé d'y renoncer. (Plusieurs bains, douze sangsues aux environs de la vulve.)

Le 18 au matin, la malade se trouvait à peu près dans le même état que la veille au soir, le pouls était seulement moins vif ; elle avait éprouvé quelques hoquets dans la nuit ; point d'excrétion d'urine, point de selles. Craignant une rétention de ce liquide, on voulut la sonder de nouveau ; mêmes difficultés ; seulement on put introduire l'extrémité de l'index dans le vagin, et on sentit à peu de profondeur un corps dur et résistant dont on ne put préciser ni le volume, ni l'étendue en raison du gonflement extrême des parties. On crut à une chute de matrice. Comment y remédier dans l'état ou se trouvait cette femme ? (Même traitement.)

Le 19, grands changements : le ventre, quoique très-douloureux encore, se laisse palper plus aisément. On croit sentir de la fluctuation ; le pouls lent, concentrée, petit, faible, la face très-altérée, les yeux ternes et enfoncées, la malade peut à peine parler ; point de selle, point d'excrétion d'urine, nul changement dans les parties de la génération. On soupçonna l'épanchement et on perdit tout espoir ; en effet, pendant la journée, les symptômes s'aggravèrent et elle expira sur les cinq heures du soir.

On trouva, à l'ouverture du cadavre, le péritoine rouge et enflammé dans tous ses points, surtout en bas ; vers la vessie et le rectum, il y avait à peu près deux pintes d'un liquide séro-sanguinolent épanché ; la vessie volumineuse, au point de dépasser le rebord du pubis ; elle ne contenait pas plus d'une pinte d'urine. L'utérus remplissait en entier toute l'excavation, de telle manière que son fond répondait à la concavité du sacrum, et son col, vers la partie moyenne du pubis pressait fortement, le col de la vessie, qui parut enflammé. L'utérus était tellement enclavé qu'il fut impossible de pouvoir le déplacer en introduisant le doigt au pourtour de l'excavation, qui était très-prononcée ; le détroit supérieur avait à peu près les dimensions ordinaires. Il fallut introduire la main dans le vagin pour soulever le fond de ce viscère, tandis qu'on pressait en haut sur le col, pour en opérer le déplacement ; la partie supérieure du rectum et l'S du colon étaient remplies de matières fécales très-dures ; la matrice contenait un fœtus dont le volume nous parut coïncider avec ce que nous avait dit la mère.

D'autres maladies ont pu être prises pour des rétroversions utérines dans l'état de grossesse. — Une tumeur de l'ovaire, dit Burns, a pu produire semblable erreur. « Peut-être, ajoute cet auteur, le diagnostic ne peut, dans tous les cas, être établi exactement ; mais cela est d'une importance moins immédiate, vu que les indications à remplir dans ces cas doivent être les mêmes, à savoir : vider la vessie et procurer des selles (1). »

On a vu des grossesses extra-utérines présenter à peu près les mêmes symptômes que la rétroversion (2). Nous allons citer un fait de ce genre ; c'est une grossesse extra-utérine et pelvienne, prise pour une rétroversion de la matrice au troisième ou quatrième mois de la grossesse.

OBSERVATION XXXVI.

Grossesse extra-utérine et pelvienne, prise pour une rétroversion de la matrice au troisième ou quatrième mois de la grossesse. — Ponction de l'organe avec un trocart recourbé. — Impossibilité de réduire. — Deux jours après, on extrait un avorton par le rectum. — Mort.

Par CAPURON (3).

Je fus appelé, il y a près d'une quinzaine d'années, par le docteur Grósily, sur le quai Saint-Bernard, chez l'épouse d'un restaurateur, où je ren-

---

(1) *Traité des accouchements, des maladies des femmes et des enfants.* Trad. de l'anglais, par Galliot, 1855.

(2) M. Giffard's Cases, *in Phil. trans.* vol. XXXVI, p. 435, et White's Case, *in Méd. comment.,* vol. XX, p. 254.

(3) *Bull. de l'Acad. de méd.,* 1841, t. VI, p. 502.

contrai le docteur Londe, actuellement l'un des honorables membres de cette compagnie.

On m'apprit que cette femme était enceinte de trois mois et demi à quatre mois, et qu'au commencement de sa grossesse elle avait fait un voyage assez long sur une charrette ou voiture assez mal suspendue, dont le rude cahotement l'avait beaucoup fatiguée. On ajouta qu'il en était résulté une courbature générale et une péritonite aiguë qui avait passé à l'état chronique, et causait encore des douleurs vagues et assez irritantes dans plusieurs points de l'abdomen. En la visitant, je trouvai le ventre, les lombes, les membres inférieurs gonflés, infiltrés. La cavité du petit bassin, au-dessous de la saillie sacro-vertébrale, était occupée par une tumeur volumineuse, arrondie, molle, où l'on distinguait le ballottement d'un corps que l'on ne pouvait prendre que pour un fœtus. Le col de l'utérus était relevé si haut derrière la symphyse des pubis, qu'il était presque inaccessible; il avait la forme d'un petit entonnoir, où, malgré la longueur de mon doigt, je ne pus en introduire que l'extrémité de la dernière phalange. A ces signes, je crus reconnaître très-distinctement la rétroversion de l'utérus.

D'ailleurs, la suppression presque complète de l'urine et l'absence de l'excrétion alvine me confirmèrent dans cette opinion. Je fis quelques légères tentatives de réduction, en donnant à la femme différentes positions indiquées par les auteurs; mais elles furent infructueuses.

Alors, comme le cas était grave et urgent, nous appelâmes à notre aide les praticiens les plus renommés de la capitale. Bientôt arrivèrent Dupuytren, le prince des chirurgiens; le docteur Lisfranc, son élève et son émule; Antoine Dubois, le Nestor des accoucheurs; Maygrier, ancien professeur d'accouchement. Les docteurs Evrat, Moreau, Danyau, qui avaient été aussi convoqués, ne purent venir nous éclairer de leurs lumières. Tous les autres, après avoir visité la femme, furent du même avis que moi. Ils tentèrent en vain de réduire l'utérus, et finirent par proposer la ponction de cette organe, laquelle fut exécutée par Maygrier, au moyen d'un trocart recourbé. Il ne sortit par la canule qu'une matière peu liquide, d'un jaune verdâtre presque sans odeur. La réduction ne fut pas plus facile après qu'avant l'opération. Nos insuccès et l'état désespéré de la malade la firent abandonner à son malheureux sort; mais nous persistâmes encore dans notre opinion et dans notre erreur pendant deux ou trois jours. Nos yeux ne se dessillèrent et notre aveuglement ne se dissipa que lorsque la malade, presque à l'agonie, me fit encore appeler, à cause d'un sentiment de pesanteur et de douleur qu'elle éprouvait au fondement. Nous reconnûmes alors que la tumeur intra-pelvienne avait changé de place, et que le fœtus qu'elle renfermait s'était frayé une route insolite à travers le colon jusqu'à la portion du rectum qui répondait au vagin. Cet avorton sortit ou fut extrait quelque temps après, et la mère ne tarda pas à succomber.

A l'autopsie, qui fut faite par le docteur Lisfranc, en présence des docteurs Londe, Grésily, Maygrier, Boisseau et moi, on trouva l'abdomen rempli de pus mêle de flocons albumineux : c'était le résultat de la péritonite, compagne de la rétroversion utérine. A l'entrée du petit bassin et un peu au-dessus de la saillie sacro-vertébrale, était une tumeur d'un gris jaunâtre, transversalement oblique, ovale, cylindrique au milieu et obtuse à ses extrémités, de la grosseur des deux poings, et très-adhérente à la partie inférieure de la colonne rachidienne. En l'ouvrant par une incision cruciale, il fut facile d'en apercevoir la surface interne, chagrinée, rabotteuse et tapissée d'une matière semblable à celle qui était sortie par la canule du trocart, dont on reconnut alors la marque ou la piqûre. Cette surface présentait aussi, à son extrémité gauche, une ouverture parfaitement ronde, d'un pouce et demi de diamètre, qui communiquait avec le colon, et par laquelle le fœtus était sorti de ce kyste ou de cette matière accidentelle pour s'acheminer le long du rectum vers le fondement. L'utérus fut trouvé derrière, et au haut de la symphyse pubienne, sous la vessie ; le corps en était allongé, aplati et un peu mou, le col arrondi et terminé par un orifice ouvert ou dilaté en forme d'entonnoir, comme nous l'avons dit plus haut. Quant aux trompes et aux ovaires, il n'y en avait que des traces ou apparences incertaines. Ces recherches nécroscopiques ne firent que confirmer l'existence d'une grossesse extra-utérine et pelvienne, que tout un congrès de médecins, de chirurgiens et d'accoucheurs avait méconnue et prise pour une rétroversion de l'utérus.

On pourra encore confondre la rétroversion avec l'ascite et une tumeur développée entre le vagin et le rectum.

L'ascite, en distendant le ventre, refoule quelquefois le vagin jusqu'à l'entrée de la vulve, de telle façon que dans plusieurs cas de rétroversion il est arrivé que des médecins ont pu confondre avec une ascite (1). Dans ces cas, la fluctuation sentie à travers les parois del'abdomen était due à une énorme accumulation d'urine dans la vessie.

Une tumeur, avons-nous dit, et surtout un kyste séreux, développé entre le vagin et le rectum, peut simuler une rétroversion. Deuman, dans son introduction à la pratique des accouchements, cite des faits semblables (2). Mais on pourra, croyons-nous, éviter assez facile-

____
(1) Bellanger. *Revue méd.*, t. I, p. 229, 1824. — L'Allemand, *ibid.*, t. I, 1824, p. 191.
(2) T. I, p. 149.

ment cette erreur en explorant le col, en constatant sa direction, sa mobilité. Ce diagnostic présente toutefois des difficultés, comme le démontre l'observation suivante que noûs empruntons à l'ouvrage de Dugès et Boivin (1).

Observation XXXVII.

Tumeur sise dans la cloison recto-vaginale prise pour une rétroversion utérine.

Par madame Boivin.

Une fille, âgée de 22 ans, fut apportée à la maison de santé du faubourg Saint-Denis. Depuis cinq jours, elle était affectée d'une constipation opiniâtre, d'une strangurie complète, et, plus récemment, de vomissements répétés de matière verdâtre. La fosse iliaque gauche était douloureuse et tuméfiée. On commença par la couvrir de sangsues, puis de cataplasmes émollients; on y joignit des bains de siége. Vainement on voulut administrer des lavements émollients, ils ne purent pénétrer dans l'intestin. Le cathétérisme fut aussi essayé sans succès, tant l'urètre était comprimé. Le toucher nous fit aisément reconnaître la cause à laquelle étaient dues ces particularités, sans nous éclairer sur sa nature. Une tumeur énorme remplissait toute la capacité du petit bassin; le vagin en était si fortement repoussé d'arrière en avant, qu'il devenait impossible de glisser le doigt derrière le pubis. La malade ne rejetant pas la possibilité d'une grossesse, la première idée qui nous vint fut celle d'une rétroversion; mais nos tentatives de réduction furent inefficaces. Quelques jours plus tard, mon diagnostic s'étant affermi de l'approbation des professeurs Dubois et Béclard, et les accidents étant les mêmes, je renouvelai mes efforts, après avoir fait administrer un bain tiède et vidé la vessie par l'introduction de la sonde. J'essayai même de faire basculer l'utérus, à l'aide d'un levier porté dans le vagin, sous les pubis, et qui devait déprimer le col utérin, tandis qu'un élève en médecine repoussait en haut le fond de l'organe avec les doigts insinués dans le rectum. La réduction ne fut pas obtenue; mais il y eut une amélioration telle, que la malade put uriner abondamment sans le secours de l'art et qu'une douche ascendante put le lendemain pénétrer dans le rectum et procurer une copieuse déjection. Depuis lors, les évacuations d'urine et de matières fécales furent spontanées; mais le ventre était tendu, douloureux, surtout vers la région iliaque gauche; on revint encore aux sangsues et aux demi-bains.

Nous avions réitéré nos tentatives de réduction, et les explorations qui en étaient les nécessaires compagnes avaient commencé à nous inspirer des

---

(1) *Traité prat. des maladies de l'utérus*, t. I, p. 145.

doutes sur notre première détermination. De son côté, le professeur Dubois avait, en y réfléchissant, conçu les mêmes incertitudes. Quoique indolente lisse comme l'utérus gravide, la tumeur était dure, rénitente, sans apparence de fluctuation ni ballottement, soit du côté du vagin, soit du côté du rectum.

N'était-ce point un engorgement de l'ovaire précipité dans le bassin ou bien une tuméfaction de la cloison recto-vaginale ?

C'est en partie sur cette idée que nous employâmes le spéculum pour mettre à découvert la paroi postérieure du vagin et y appliquer douze sangsues. Il en résulta une diminution considérable dans le volume de la tumeur ; l'utérus put redescendre dans le vagin et se laisser toucher et apprécier dans ses dimensions normales, quoique repoussé encore en avant et dans une direction verticale. L'erreur d'un premier diagnostic était ainsi complétement démontrée, et c'est là que se bornèrent nos recherches, car la malade quitta l'établissement pour entrer à l'hôpital de la Charité.

PRONOSTIC.

D'une manière générale, le pronostic de la rétroversion utérine dans l'état de grossesse est très-grave. Mais cette gravité est en raison de l'époque de la grossesse. Ainsi, la rétroversion qui survient pendant les deux premiers mois de la grossesse présente généralement peu de dangers ; il suffit souvent, comme nous l'avons vu, de vider fréquemment la vessie et le rectum, pour que la réduction se fasse spontanément. Mais, à une époque plus avancée, les symptômes deviennent tels, que, si l'on ne remédie promptement au mal, la mort peut survenir en quelques jours. Le plus ordinairement, la mort ne survient qu'après un temps assez long ; c'est ainsi que, dans l'observation suivante de M. Martin, de Lyon, la rétroversion existait depuis trois mois et était restée probablement inconnue, lorsque la malade entra à l'hôpital de l'Hôtel-Dieu de Lyon ; elle était alors au cinquième mois de sa grossesse ; mais les accidents avaient acquis une gravité telle, que la malade ne tarda pas à mourir.

Observation XXXVIII.

Rétroversion. — Mort au cinquième mois de la grossesse. — Autopsie.

Par Martin, de Lyon.

Claudine Bourget, 38 ans, enceinte de son cinquième enfant, entre à l'Hôtel-Dieu de Lyon le 9 février 1811. Elle était au cinquième mois de sa grossesse et éprouvait, depuis le deuxième, des accidents qui avaient commencé par de vives douleurs dans la région hypogastrique. A son arrivée à l'hôpital, le ventre était proéminent et tendu jusqu'au-dessus de l'ombilic ; le plus léger contact produisait de vives douleurs ; les urines et les selles étaient supprimées. La malade éprouvait dans les cuisses et les jambes une anxiété continuelle qui l'excitait à les agiter sans cesse. Elle avait une fièvre continue avec redoublement irrégulier, accompagné de délire ; la faiblesse était extrême et le faciès hippocratique. M. Viricel reconnut une rétroversion complète, qu'il essaya vainement de résoudre par les procédés les plus rationnels. L'état fâcheux de la malade lui fit cesser toute manœuvre ; en effet, elle mourut 36 heures après les tentatives de réduction.

A l'autopsie, la vessie était considérablement développée. Elle occupait, de l'un et de l'autre côté du ventre, l'intervalle compris entre les côtes et le rebord des os des îles, et s'élevait à quatre travers de doigt au-dessus de l'ombilic. Sa paroi antérieure adhérait à la paroi abdominale correspondante. Sa membrane muqueuse était phlogosée. L'urine était brunâtre, fétide et chargée de mucosités. Le canal de l'urètre, très-allongé, se recourbait sur la tumeur que formait la matrice rétroversée. Cet organe, développé comme à cinq mois de gestation, était sain à l'intérieur et à l'extérieur ; il contenait un fœtus dont les pieds répondaient à l'orifice utérin. Cet orifice, placé très-haut, était dilaté. La lèvre antérieure était confondue avec la portion voisine du vagin ; la postérieure était distincte, mais très-amincie. Les membranes de l'amnios étaient rompues, et une grande partie des eaux étaient écoulées. Le fond de la matrice pressait sur le périnée et se trouvait au niveau de l'ouverture anale. Les ovaires et les trompes n'étaient pas altérées.

Dans quelques cas graves, la réduction ayant été obtenue, la malade succombe, soit à des symptômes inflammatoires du côté de la vessie, soit plutôt à une péritonite. D'autres fois, un avortement a lieu, les symptômes généraux s'aggravent et la malade meurt.

On ne devra donc pas trop se hâter de porter un pronostic favorable quand la réduction aura été opérée ; il faudra tenir compte des symptômes généraux, et surtout de l'état des organes voisins.

Quand la réduction n'a pu être faite, la femme est-elle vouée à une mort certaine ? Dans des cas très-rares, à la vérité, l'utérus n'ayant pu être réduit, malgré toutes les tentatives, on a vu un avortement survenir, la matrice, par ce fait, diminuer de volume et se remettre en place. Dans l'observation de Billi, la matrice s'est développée, est arrivée presque à terme, l'accouchement s'est fait, et tout est rentré dans l'ordre. Le cas suivant n'est guère moins curieux. C'est une rétroversion utérine que l'on ne peut réduire.

Le liquide amniotique s'est écoulé et les symptômes alarmants ont diminué d'acuité. Sept mois après, la malade a rendu par l'anus des débris du fœtus.

Mais tous ces faits sont exceptionnels, et l'on peut dire d'une manière générale que, dans les cas où la réduction n'a pas été faite, soit par impossibilité même d'y parvenir, soit par erreur de diagnostic, la mort est à peu près inévitable.

OBSERVATION XXXIX.

Rétroversion de l'utérus dans l'état de gestation. — Irréductibilité du déplacement. — Mort du produit de la conception. — Élimination spontanée d'une partie de ses débris par le rectum. — Guérison.

Par M. le docteur GUÍCHARD (de Troyes) (1).

Une dame, dont la grossesse remontait à deux mois, fut affectée d'une rétroversion utérine. Douleurs vives, rétention des fèces et de l'urine. On essaie de réduire l'organe. La malade est placée au bord de son lit, sur les genoux, le siége élevé et soutenu par des aides. Un doigt de la main gauche, introduit dans les voies génitales, atteint le col de l'utérus, qui se trouve au-dessus de la branche horizontale des pubis. Deux doigts de la main droite, introduits avec précaution dans le rectum, vont s'appuyer sur le bas-fond de l'utérus, qu'on perçoit facilement à travers la paroi intestinale. Je m'efforce, par des manœuvres combinées qu'on fait en pareil cas, de réduire l'utérus, je n'obtiens rien. J'emploie la force, je ne réussis pas davantage. Cette tentative infructueuse fut suivie, dans la soirée, de vomissements et de douleurs excessives ; le faciès était grippé, le pouls petit, défaillant. Un traitement convenable enraya ces symptômes, mais la malade conserva l'utérus rétroversé. Un mois plus tard, vers la fin d'avril, il se déclara quelques douleurs suivies de l'évacuation d'un liquide semblable à celui de l'amnios; puis tout travail s'arrêta.

Vers la fin de juin la pression sur l'anus avait diminué; l'abdomen paraissait moins développé; évidemment la matrice avait cessé de s'accroître. En août et septembre survient une diarrhée presque incoercible qui se prolonge six semaines, puis elle cesse et est remplacée par un flux utérin très-fétide, ichoreux, qui dure huit jours. Après ces accidents la malade put se remettre assez bien pour vaquer à ses occupations domestiques.

(1) *Gazette méd. de Paris*, 1856, p. 20.

Au mois de décembre, après un effort fait en levant les bras au-dessus de sa tête, cette femme éprouva aussitôt une pesanteur anale et un ténesme pressant. Elle rend alors du pus avec un petit os qui fut suivi quelques jours plus tard de l'expulsion d'un coronal, d'une moitié de mâchoire inférieure et d'un humérus. Depuis, la guérison a été complète et ne s'est pas démentie depuis 2 ans et demi.

TRAITEMENT.

La première indication est de vider la vessie, ce fait est d'une importance extrême ; en effet, la vessie distendue par l'urine remplit une partie du bassin, en sorte que les tentatives de réduction exercées sur la matrice non-seulement ne pourraientavoir aucun résultat heureux, mais encore amèneraient des accidents extrêmement graves. D'un autre côté, on ne doit pas oublier ce que nous démontrerons plus loin, savoir : que la vessie étant maintenue dans l'état de vacuité, la réduction peut se faire spontanément. Enfin, dans les cas où l'on a pu recourir avec quelques succès à certaines manœuvres pour ramener l'utérus dans sa position normale, il subsiste pendant quelque temps une disposition à la reproduction de la rétroversion, de telle sorte que l'accumulation d'une certaine quantité d'urine dans la vessie pourrait reproduire les mêmes accidents.

On voit donc de quelle importance est le cathétérisme de la vessie. Dans quelques cas exceptionnels on a pu vider la vessie en repoussant légèrement le corps de la matrice, ou bien en déprimant avec le doigt le col utérin ; on a pu ainsi faire cesser la compression exercée sur le col vésical ou l'urètre et permettre ainsi l'écoulement des urines. Hooper cite un fait de ce genre ; chaque fois que la tumeur était refoulée en arrière, la femme pouvait uriner (1). Mais le plus souvent une pareille manœuvre étant impossible, il faudra recourir au cathétérisme.

Dans les cas de rétroversion utérine, le cathétérisme de l'urètre est une opération très-délicate, présentant souvent de grandes difficultés, et pouvant même être impossible.

(1) *Med. facts,* vol. I, p. 96.

Comme nous l'avons déjà dit, le col utérin, tout en comprimant l'urètre ou même le col de la vessie, tire en haut la paroi antérieure du vagin ; le méat se trouve ainsi entraîné sous l'arcade des pubis et même derrière la symphyse, en sorte qu'il est souvent fort difficile de trouver le méat. Le cathétérisme devra donc être modifié ; au lieu d'introduire la sonde d'avant en arrière et un peu de bas en haut, il faudra la diriger complétement en haut. Pour cela on choisira une sonde d'homme, de préférence à une sonde de femme ; on a vu, en effet, des cas où cette dernière n'ayant pu pénétrer, malgré toutes les tentatives, une sonde d'homme avait pu arriver assez facilement dans la vessie, grâce à sa courbure.

« Il est assez rare, dit M. Cazeaux (1), qu'on ne puisse sonder la femme avec de la patience et du temps ; dans certains cas pourtant cela a été impossible. On conseille alors de mettre beaucoup de prudence dans les tentatives auxquelles on se livre, et si elles étaient infructueuses, on pourrait, par des pressions modérées exercées sur l'hypogastre, comprimer lentement la vessie et faire, pour ainsi dire, uriner la malade par regorgement. »

Nous ne saurions admettre ce dernier conseil. Quand la vessie est considérablement distendue par l'urine accumulée depuis plusieurs jours, nous croyons qu'il y aurait grands dangers à exercer des pressions sur la région occupée par la vessie. Mais nous ne saurions trop engager à tenir compte des conseils de prudence dans les tentatives de cathétérisme, si l'on ne veut pas exposer la malade à des dangers fort graves. Par des tentatives maladroites on a vu la sonde rompre l'urètre et pénétrer dans la matrice.

Observation XL.

Rétroversion. — Cathétérisme. — Rupture de l'urètre. — Pénétration de la sonde dans la matrice. — Mort.

Par M. Baynham (2).

Dans un cas rapporté par M. Baynham, on supposait que la sonde entrait

(1) *Traité des accouchements,* édition 4ᵉ, page 351.
(2) *Edimb. Journ.,* t. XXXVIII, p. 266. — Burns, *loc. cit.*

librement, mais elle n'avait pénétré dans la vessie et elle n'avait évacué les urines qu'une seule fois. Les autres fois il s'écoulait du sang. La malade mourut épuisée au bout de treize jours. A la dissection, on trouva deux tumeurs, et ce n'était que dans la postérieure que la sonde avait pénétré. L'instrument avait traversé pendant la vie l'urètre et le vagin et était entré dans l'orifice de l'utérus en passant entre les parois de la matrice et les membranes sans les rompre. La vessie n'avait point été vidée et contenait trois pintes d'urine sanguinolente. Sa tunique muqueuse était très-enflammée ; le péritoine et tous les viscères abdominaux étaient à l'état sain.

Dans quelques cas, heureusement fort rares, il sera complétement impossible de faire pénétrer une sonde dans la vessie ; il faudra avoir recours alors à la ponction de cet organe. On n'en trouve qu'un très-petit nombre de faits. Le docteur Cheston rapporte un cas de rétroversion utérine pour laquelle la ponction de la vessie fut faite. Cette femme resta longtemps très-malade ; mais elle porta son enfant jusqu'à neuf mois, puis elle se rétablit (1). Burns raconte que, dans un cas, on employa un trois-quarts trop long ; on blessa la matrice, et la femme mourut (2).

M. Lacroix cherche à distinguer le cas où la ponction devra être faite du cas où elle ne le devra pas être. « Si la vessie s'est distendue lentement, dit-il, la vessie prend une épaisseur proportionnelle à son volume, et, par suite, une résistance suffisante contre les efforts de la dilatation. Et dans les cas où la rétroversion est brusque, elle se rompt avant qu'elle ait pris un grand volume. C'est ici où la théorie n'a plus rien à apprendre et où il faut avoir du génie chirurgical, car l'expérience n'a rien appris. Le précepte le plus général à donner est de pratiquer la ponction quand la dilatation est brusque et la distension manifeste, de crainte de rupture gangréneuse (3). » Nous ne saurions admettre cette règle. Que la rétroversion se soit faite lentement ou brusquement, s'il y a dilatation considérable de la vessie, et s'il y a *impossibilité* constatée de la vider par les voies naturelles, on

(1) *Med. comment.*, vol. II, p. 96.
(2) *Tr. d'accouch.*, trad. par Galliot, p. 184.
(3) Lacroix, *loc. cit.*, p. 146.

devra avoir recours à la ponction ; car attendre davantage serait s'exposer à des accidents graves.

La vessie étant vidée, un autre obstacle peut se présenter pour la réduction ; cet obstacle peut venir de l'accumulation de matières fécales dans le rectum. Dans les cas les plus simples, un lavement, ou bien un purgatif léger, suffira pour débarrasser l'intestin ; mais il n'en sera pas toujours ainsi.

« Des matières dures, dit M. Cazeaux, peuvent être accumulées au-dessus du fond de l'utérus rétroversé, et l'on comprend que celui-ci, comprimant la partie supérieure du rectum, l'injection faite avec la canule ordinaire ne pourrait pas pénétrer assez hant pour entraîner les fèces accumulées dans le colon descendant. Il faut alors se servir d'un longue sonde en gomme élastique, que l'on fait pénétrer assez haut pour entraîner les fèces accumulées dans le colon descendant. Cette simple précaution a souvent suffi pour débarrasser l'intestin de matières que n'avait pu entraîner un lavement ordinaire, et la réduction spontanée de l'utérus en a été la conséquence (1). » Les matières accumulées dans le rectum pourront avoir une dureté telle, que les lavements et les purgatifs ne puissent les entraîner. Dans ce cas, on pourra les extraire avec les doigts, avec des curettes, comme le recommande M. le professeur Moreau.

L'évacuation des urines et des matières fécales peut être considérée comme un moyen de traitement de la rétroversion, puisqu'il est prouvé que dans quelques cas on a vu l'utérus reprendre sa place. Ce sont ces faits que l'on a cités comme exemple de réduction spontanée. Burns (2) insiste d'une manière toute particulière sur ce point. « Je désire, dit-il, inculquer particulièrement dans l'esprit des lecteurs la nécessité de diriger leur attention principale sur la vessie, qui doit être vidée, s'il est possible, quatre fois dans les vingt-quatre heures, ou du moins soir et matin ; ou bien on laissera dans la vessie une sonde en gomme élastique. En agissant ainsi, on trouve souvent que

(1) Cazeaux, *Tr. d'accouch.*, édit. 4ᵉ, p. 351.
(2) Burns, *Traité des accouchements*, p. 185.

la matrice reprend sa place convenable dans l'espace de quelque temps, peut-être de quarante-huit heures (1) ; et la rétroversion dure rarement plus d'une semaine, à moins que le déplacement n'ait été très-complet. Du reste, le temps précis qu'il faut pour que la matrice remonte, sera déterminé, toutes choses égales d'ailleurs, par le degré de la rétroversion et par l'attention que l'on apportera à la vessie. Si le fond est très-bas, le replacement sera lent. Mais je suis autorisé, par l'expérience, à dire que dans toute rétroversion à un degré modéré, lorsque le cas est récent, l'on peut se contenter de vider régulièrement la vessie, sans chercher à refouler en haut la matrice, à moins que, d'après sa position, lorsque la rétroversion est partielle, nous n'ayons raison d'espérer qu'en introduisant la main, l'on puisse la replacer avec peu de difficulté et peu de force. »

Malgré un certain nombre de faits en faveur de cette opinion, nous croyons qu'il y a là un peu d'exagération ; Burns attache, avec quelque raison, une très-grande importance à l'action de la vessie; mais ne s'exagère-t-il pas cette action ? Pour nous, nous pensons qu'il pourrait y avoir quelque danger à trop compter sur la réduction spontanée; néanmoins en voici deux exemples remarquables.

Observation XLI.

Réduction spontanée d'un utérus gravide rétroversé.

Par M. Morris (2).

Madame W., mariée depuis sept ans, avait eu un seul enfant né à 7 mois, encore vivant et bien portant. Quatre mois plus tard elle devient enceinte. Au quatrième mois de sa grossesse, après de grandes fatigues, elle fut prise de constipation et rétention d'urine. Pendant trois semaines on obvia à ce dernier inconvénient au moyen du cathétérisme. Le 23 novembre 1854 elle se réveilla en éprouvant des douleurs dans la région pelvienne. Elle ne put uriner ni aller à la selle. La douleur augmenta. M. Morris la vit pour la première fois : elle n'avait pas dormi, la rétention d'urine était encore

---

(1) Hunter cite un cas dans lequel l'utérus se replaça de lui-même, immédiatement après que la vessie fut vidée. *Méd. obs.*, vol. IV, p. 408. — Dans le second cas de M. Crost, l'utérus remonta tout à coup, après que, pendant six jours, on eut évacué le liquide. Lond., *Méd. journ.*, vol. XI, p. 384.

(2) *Gazette médicale*, 1856, p. 590.

incomplète, mais la vessie était énormément distendue. Le cathétérisme fut pratiqué immédiatement. On ne pouvait pas atteindre le col utérin, qui était derière le pubis; le fond pressait sur le rectum. Il était évidemment enclavé au-dessous de l'éminence sacrée. La patiente était environ au milieu du quatrième mois de la gestation.

Après avoir pratiqué l'examen par le rectum, voyant qu'aucune force qu'il était raisonnable d'employer ne pouvait mouvoir l'utérus, M. Morris résolut d'employer le traitement de Denman : il pratiqua le cathétérisme fréquemment, et administra un laxatif au séné. Il la fit mettre en pronation, position dans laquelle elle était plus à l'aise que dans la supination. Elle recouvra bientôt le pouvoir d'émettre ses urines, et le cathétérisme ne fut plus qu'occasionnellement requis. De temps à autre, il pratiqua l'examen vaginal et reconnut que l'utérus se redressait de lui-même graduellement; mais il fallut un mois avant que le rétablissement fût complet. A dater de cette époque, sa santé fut excellente, et au bout de huit mois l'accouchement eut lieu. L'enfant mourut peu après.

L'auteur pense que des tentatives de réduction auraient amené l'avortement.

Observation XLII.

Réduction spontanée de l'utérus gravide rétroversé.

Par Ramsbotham (1).

A. G., agée de 41 ans ayant eu neuf enfants et deux avortements, se présenta à l'hôpital le 29 septembre dernier. Elle dit n'être plus réglée depuis le milieu de juin dernier. Sept jours auparavant, en tirant un sceau plein d'eau de puits, elle éprouva une douleur subite à la partie inférieure de l'abdomen, et bientôt quelque difficulté pour uriner.

Le mardi suivant, ayant fait une course dans un omnibus qui la secoua beaucoup, elle fut dans l'impossibilité complète d'uriner. A son retour chez elle, on pratiqua le cathétérisme; on en fit autant le mercredi. Depuis ce jour jusqu'au samedi, où M. Ramsbotham la vit, on n'avait plus pratiqué le cathétérisme; elle n'avait pas uriné volontairement, seulement quelques gouttes coulaient. Elle paraissait éprouver de vives douleurs, et sa contenance indiquait une grande anxiété; elle se plaignait encore d'un grand accablement et d'une sensation de déchirement aux aines. La vessie remplissait la moitié inférieure de la cavité abdominale, son fond s'élevait jusqu'à l'ombilic. M. Ramsbotham introduisit le cathéter et retira 92 onces d'urine très-colorée, mais sans odeur offensive. Après une examen attentif, ses soupçons furent confirmés, car la cavité du sacrum était occupée par une tumeur dure qui était le fond et le corps de l'utérus, tandis que le col était tourné en haut

(1) *Gazette médicale*, 1856, p. 589.

et en avant, derrière ou plutôt au-dessus de la symphyse du pubis ; sensibilité générale de tout le bassin ; on lui fit des fomentations et elle prit 30 minimes de laudanum toutes les huit heures.

On pratiqua le cathétérisme, et le jour suivant on lui administra de l'huile de ricin. Elle fut tenue scrupuleusement dans la position horizontale. On ne fit aucune tentative pour replacer l'utérus ; trois jours après, elle vida sa vessie volontairement ; toute anxiété avait disparu et elle se trouvait bien. A l'examen, on trouva l'utérus dans sa position normale.

La malade quitta l'hôpital le 13 octobre et la grossesse marcha sans récidive.

Position. — Ce que nous venons de dire nous dispense de longs commentaires sur ce point. La position peut favoriser la réduction de la matrice. On a conseillé de faire coucher la malade sur le ventre, en ayant soin toutefois de favoriser le cours des matières fécales et des urines. Nous pensons qu'il y aurait de grands inconvénients à ériger la *position* en méthode de traitement. Outre la·fatigue qu'il y aurait pour une femme à se tenir ainsi pendant plusieurs jours, on peut donner le temps à la matrice de se développer, et, dans le cas où la réduction ne se ferait pas seule, en augmenter les difficultés. La position sur le ventre ne nous semble indiquée que dans le cas où, après la réduction, la grande mobilité de l'utérus ferait craindre la reproduction de la rétroversion ; mais, dans ce cas encore, il serait préférable d'user d'un autre procédé que nous indiquerons plus loin.

Néanmoins, nous ne pouvons nier que, dans certains cas, la matrice rétroversée a repris sa place normale par le fait même de la position ; c'est ce que prouve le fait suivant :

OBSERVATION XLIII.

Rétroversion de l'utérus vers le troisième mois de la grossesse. — Retour subit de l'utérus à sa position normale — Guérison.

par M. DEPAUL (1).

1840. — Salle du Rosaire, n° 9. — Lefèvre, 32 ans, lingère, de bonne constitution, de petite stature, aux formes grêles, est mariée depuis 14 mois. Elle s'est toujours bien portée jusqu'à sa première grossesse qui commença au mois de mars de cette année : alors il lui survint des nausées, des vo-

____

(1) Lacroix, *loc. cit.*, p. 139.

missements, de l'anorexie, de la constipation, de la courbature, et trois mois après elle fit une fausse couche. Elle se rétablit promptement; mais, à la fin d'août, des accidents semblables à ceux de la première grossesse se montrèrent, les règles manquèrent une première fois, puis une seconde, puis une troisième fois, de sorte qu'il fut probable qu'une deuxième grossesse avait commencé au mois d'août.

Vers la fin d'octobre, la femme Lefèvre montait un seau d'eau lorsqu'elle sentit tout à coup une douleur vive dans le bassin et fut obligée de quitter le fardeau qu'elle portait. La douleur continua et obligea la malade à se mettre au lit le lendemain. Il survint alors un sentiment de pesanteur au rectum, une constipation opiniâtre, des envies fréquentes d'uriner, et des tiraillements dans les reins, les aines et les cuisses.

Lors de son entrée à l'hôpital, le 2 novembre 1840, la malade accusait les mêmes douleurs et n'avait point de fièvre. On reconnut par le toucher vaginal que le col utérin était mou, un peu abaissé, et que son orifice regardait directement en bas au lieu d'être dirigé en arrière. Lorsqu'on suivait avec la pulpe du doigt les faces antérieures et postérieures du col, en montant vers le corps de l'organe, on ne trouvait en avant rien qui ressemblât au corps de l'utérus, rien de résistant, et le doigt arrivait facilement jusqu'à la paroi abdominale sus-pubienne, où on en sentait distinctement l'extrémité avec l'autre main appliquée sur l'hypogastre ; mais en arrière on trouvait, à deux centimètres plus haut que le museau de tanche, une surface lisse, convexe, dure, régulière, continue avec la surface postérieure du col de l'utérus, et paraissant appartenir à un corps globuleux plus gros que le poing.

Le toucher par le rectum donnait des notions encore plus précises. A quatre centimètres environ au-dessus de l'orifice anal, on reconnaissait très-distinctement une tumeur comprimant le rectum d'avant en arrière et le refoulant dans la concavité du sacrum. La surface muqueuse de l'intestin ne présentait rien d'anormal. Le doigt pouvait parcourir une assez grande étendue de la surface de la tumeur, de manière à en apprécier le volume, qui paraissait être au moins celui du poing ; mais on ne pouvait lui imprimer le moindre mouvement, de sorte qu'elle semblait fortement enclavée dans l'excavation pelvienne ; on en trouvait, comme par le vagin, la surface lisse, régulière et très-résistante.

En palpant et déprimant avec soin la région hypogastrique, les doigts plongeaient dans la cavité du bassin sans rencontrer aucun corps dur.

Dans un tel état de choses, deux lésions parurent seules capables de rendre compte des symptômes : ou bien il y avait une production accidentelle développée dans la paroi postérieure de l'utérus, ou bien il y avait rétroversion du corps de l'utérus lui-même, distendu par un produit de conception de deux mois et demi à trois mois. D'après plusieurs considérations, l'âge, le peu d'altération des fonctions, de la santé en général, etc., les pro-

babilités parurent plus nombreuses en faveur de la dernière affection. On
prescrivit en conséquence à la malade de se tenir le plus souvent et le plus
longtemps que faire se pourrait couchée sur le ventre ; on ordonna des lavements pour remédier à la constipation.

Il y avait environ trois semaines qu'elle suivait ce simple traitement,
lorsqu'en se levant pour descendre de son lit, elle éprouva subitement une
douleur donnant la sensation de quelque chose qui se déplace dans le bas-
ventre. La malade fut examinée le lendemain. La scène avait totalement
changé. Le col de l'utérus était à sa place et dans la direction normale,
mais toujours mou, un peu court ; le doigt promené en avant et en arrière
arrivait facilement sur le corps de l'organe qui faisait un relief égal sur
chacune des deux faces. Par le rectum, on sentait encore une tumeur,
mais elle était plus élevée, ne comprimait presque plus l'intestin, et surtout
était devenue mobile, de manière que l'on pouvait aisément la faire ballot-
ter entre le doigt introduit dans le rectum et la main appliquée sur l'hypogastre.

Quand la vessie a été vidée, ainsi que le rectum, si la matrice n'est
pas revenue naturellement à sa place, il faut alors agir sur la matrice
elle-même et la redresser. Pour cela, il y a plusieurs procédés , les
uns ont conseillé d'agir par le vagin, d'autres par le rectum ; d'autres
aussi tout à la fois par le vagin et par le rectum. Avant d'étudier successivement ces divers procédés, et d'examiner quelle est leur valeur, il est bon de dire quelle position l'on doit donner à la malade
pour opérer.

La position donnée à la malade a varié, on peut le dire, selon les
opérateurs ; aussi voyons-nous chaque auteur vanter telle position,
préférablement à telle autre. Cette diversité ne semble-t-elle pas indiquer que l'accoucheur qui n'aura pas réussi en mettant la malade
dans telle position et en employant tel procédé, doit recourir à un
autre ? Aussi donnerons-nous, avec quelques détails, les principales
méthodes. Hunter, Roger et plusieurs autres , attribuant les difficultés de réduction au poids des viscères sur la face antérieure de la
matrice, ont proposé de mettre la malade dans une position telle que
le poids des intestins porte sur la partie supérieure de l'abdomen. C'est
ainsi que M. Godefroy adopte la position suivante : la malade ap-
puie sa tête et ses mains sur le plancher ; la partie antérieure des

cuisses et des jambes reposant sur le bord du lit est soutenue par des aides. Le chirurgien agit alors soit par le vagin, soit par le rectum, sur le fond de l'utérus, pour opérer la réduction. Dans trois cas très-graves, la réussite fut complète. On comprend facilement combien cette position doit être fatigante et désagréable pour les malades (1).

D'autres ont conseillé de mettre la femme sur ses genoux et sur ses coudes, afin de relâcher ainsi les muscles du ventre et laisser la matrice obéir aux lois de la pesanteur. Nous pensons, comme M. Cazeaux, que cette position devra être préférée à la précédente; mais notons qu'elle doit être encore très-fatigante pour la malade. Aussi ne devra-t-on l'employer que dans les cas difficiles. Le plus ordinairement, il suffira de mettre la malade sur le dos, le tronc un peu soulevé et les jambes et les cuisses légèrement fléchies sur le bassin.

Réduction par le vagin. — Dans un certain nombre de cas, l'introduction d'un, de deux et même de trois doigts suffira pour ramener l'utérus dans sa position normale ; pour rendre l'opération plus facile, on pourra, en même temps, accrocher le col utérin avec l'indicateur de l'autre main et l'attirer en bas.

Dans certains cas, ces moyens ne réussissant pas, il faudra introduire la main tout entière dans le vagin. Cette opération présente parfois de très-grandes difficultés ; elle provoque des douleurs tellement vives que, malgré toutes les recommandations, la malade se livre à des efforts d'expulsion tels que les mouvements de l'opérateur sont neutralisés. On devra donc chercher à calmer cette sensibilité par des grands bains, des lotions émollientes et narcotiques. Nous n'imiterons pas Dewees, qui conseille dans ces cas de recourir à l'emploi de la saignée poussée jusqu'à la syncope. MM. Cazeaux et Scanzoni proposent, avec beaucoup plus de raison, l'emploi des inhalations de chloroforme. On évitera ainsi à la malade des douleurs souvent extrêmement vives, et au chirurgien des difficultés dans le manuel opératoire.

Quand l'utérus a fait une bascule complète, il faut, avec la main,

(1) Cazeaux, *loc. cit.*, p. 353.

en repousser le fond d'avant en arrière jusqu'à ce que l'axe de la matrice soit devenu à peu près horizontal. On change alors la direction des efforts ; on repousse la matrice en haut et un peu en avant, de manière à lui faire décrire ainsi une légère courbe à concavité antérieure. Dans quelques cas, il pourra être fort utile d'accrocher, avec l'indicateur de l'autre main, le col, et de l'attirer en sens contraire, c'est-à-dire en bas et en arrière; mais, il faut l'avouer, quand la main est introduite tout entière dans le vagin, le passage de l'indicateur de l'autre main doit être fort difficile. Les observations suivantes nous montrent l'emploi de ces différents moyens.

Observation XLIV.

Rétroversion produite lentement. — Réduction par l'introduction de deux doigts dans le vagin. — Succès. — Avortement.

Par Martin (de Lyon).

Mme Pétrequin fut atteinte d'une fièvre ataxique pendant qu'elle allaitait un enfant, qui mourut au neuvième mois. Très-affectée de cette perte, elle resta très-faible et valétudinaire. Les règles parurent deux fois ; une hémorrhagie utérine, d'abord abondante, puis modérée, se manifesta et durait depuis quinze jours lorsque je fus appelé. Cette dame se plaignait aussi de douleurs dans la matrice et d'un poids incommode du côté du rectum. Au toucher, on reconnut que l'utérus était engorgé et très-sensible ; il était dirigé un peu en arrière ; le col, porté en avant, était mou et boursouflé. Je prescrivis quelques remèdes propres à calmer les douleurs. Malgré la continuation de la perte, qui, à la vérité, était légère, la malade ne cessa pas de vaquer à ses occupations ordinaires jusqu'au 19 et au 20 janvier 1816. S'étant livrée à un travail plus fatigant pendant ces deux derniers jours, les douleurs abdominales, qui avaient toujours été obscures, devinrent très-violentes. Un besoin pressant et continuel d'aller à la selle tourmenta la malade, et, dans la nuit, au milieu des efforts qu'elle faisait pour y satisfaire, elle éprouva dans le bassin un sentiment de craquement et comme de rupture. Le ténesme et les envies d'uriner persistaient. Appelé le 22, à huit heures du matin, je reconnus une rétroversion. Le fond de cet organe, porté en arrière et à gauche, refoulait vers la vulve la paroi postérieure du vagin, ce qui bouchait presque entièrement ce conduit et rendait l'introduction du doigt très-difficile. On pouvait à peine atteindre le col, qui était recourbé sur lui-même et placé en haut et à droite derrière le pubis. J'introduisis, avec assez de difficulté, deux doigts de la main droite dans le vagin au-dessus de la tumeur que formait l'utérus, et, soulevant par degrés le corps de cet organe, je parvins à lui rendre sa position naturelle. L'orifice de la matrice resta béant, la perte rouge continua, et des tranchées assez vives se firent sentir. J'annonçai que madame Pétrequin était enceinte et que l'avortement aurait lieu ; c'est ce que l'examen des caillots de sang me démontra. Le malade se rétablit en quelques semaines.

OBSERVATION XLV.

Rétroversion brusque. — Bascule complète de l'utérus. — Réduction opérée par l'introduction de trois doigts dans le vagin.

Par MARTIN (de Lyon).

Geoffret, quarante-deux ans , enceinte de son quatrième enfant, le 24 août 1811, au troisième mois environ de sa grossesse , soulève un pesant fardeau pour le placer sur la tête d'un homme. Elle ressent aussitôt dans le bassin un mouvement extraordinaire avec légères douleurs. Le soir, les urines, qui avaient coulé en petite quantité depuis l'accident, se supprimèrent tout à fait. Alors survinrent des douleurs vives dans l'hypogastre , des tiraillements dans les aines, qui rendaient difficiles les mouvements des membres inférieurs, un sentiment de pesanteur extraordinaire sur le rectum, des envies fréquentes et inutiles d'uriner et d'aller à la selle : les plus violents efforts ne faisaient sortir que quelques gouttes d'urine et quelques glaires mélangés d'un peu de matière fécale. Cette femme resta dans cet état jusqu'au 14 septembre, époque à laquelle elle vint me consulter.

Je trouvai dans l'hypogastre une tumeur volumineuse, arrondie et fluctuante, que je reconnus être formée par la vessie distendue. Ce symptôme, joint aux renseignements que je venais de recevoir, ne me laissa aucun doute sur le déplacement de la matrice. Dans le vagin, on sentait une tumeur du volume d'une tête de fœtus à terme. Il fut facile de voir qu'elle était formée par la matrice, dont le fond, dirigé en arrière et en bas, déprimait le rectum et poussait en avant le périnée et la paroi postérieure du vagin, tandis que le museau de tanche, placé derrière les os pubis et au-dessus d'eux un peu à droite, pressait fortement la vessie de bas en haut et d'avant en arrière. On voit que l'utérus avait exécuté un mouvement de bascule complet, ce qui devait rendre sa réduction difficile. J'introduisis avec beaucoup de peine une sonde d'homme dans la vessie, d'où je tirai 5 à 6 livres d'urine. Les doigts index, médius et annulaire de la main droite, introduits dans le vagin, repoussèrent d'abord la tumeur qui bouchait l'entrée du vagin, et, dans un second effort exercé de bas en haut , le fond de l'uté rus fut relevé et reprit brusquement sa place avec un bruit sensible. La malade couchée sur le dos, le bassin un peu élevé, garda jusqu'au lendemain le plus parfait repos. Des fomentations d'eau froide furent faites sur le ventre. Tous les accidents disparurent.

Observation XLVI.

Rétroversion. — Tentative de réduction avec deux doigts introduits dans le vagin. — Insuccès. — Introduction de la main tout entière. — Succès.

Par Martin (de Lyon).

Aimar, 32 ans, avait toujours joui d'une bonne santé. Elle nourrissait depuis quatorze mois un enfant bien portant; elle avait eu ses règles pendant la durée de l'allaitement; mais elles n'avaient pas reparu depuis le 20 avril. Le 7 de ce même mois, elle se livrait aux travaux de son ménage, lorsqu'elle éprouva tout à coup un pressant besoin d'uriner, qu'elle ne put satisfaire. Dès lors, son ventre grossit beaucoup, l'urine ne coula plus que goutte à goutte et les selles furent supprimées. Le 5 mai, je suis appelé. En examinant le ventre, je distinguai une tumeur presque sphérique, étendue de l'hypogastre au-dessus de l'ombilic. Sa figure, sa position, la fluctuation que j'y observai, la rétention d'urine, tout annonçait qu'elle était formée par la vessie. J'introduisis avec difficulté une sonde de femme, et il en sortit une pinte d'urine. Portant deux doigts dans le vagin, je le trouvai bouché supérieurement par une tumeur que je reconnus produite par la matrice, dont le fond renversé et très-déprimé passait sur le rectum; le col, dévié un peu à droite, était placé si haut derrière le pubis, que je ne pus atteindre que sa base postérieure, devenue inférieure par cette vicieuse position.

Avant de tenter la réduction, je tentai de vider la vessie, mais je ne pus. Alors j'essayai de soulever le fond de l'utérus avec deux doigts portés alternativement dans le vagin et dans le rectum; mais tous mes efforts furent inutiles.

Comme le vagin me parut très-large, j'y introduisis la main tout entière. J'agis ainsi avec bien plus de force sur le fond de la matrice et je parvins par degré à la mettre à sa place. La tumeur disparut et fut remplacée par le col, se dirigeant dans l'axe du vagin et un peu en arrière. Après cette manœuvre, l'introduction de la sonde fit couler au moins cinq pintes d'urine, à l'aide de pressions exercées sur le ventre, car la vessie avait perdu sa contractilité. Je fis rester la malade dans une position horizontale, et, pour rendre à la vessie son ressort, je prescrivis des fomentations avec l'oxycrat froid. La femme Aimar était enceinte alors de plus de trois mois. Quinze jours après suivait une nouvelle rétroversion, que je réduisis après avoir vidé la vessie avec une sonde d'homme.

2° Réduction par le rectum. — La réduction par le rectum présente certaines difficultés. L'introduction de deux doigts seulement cause de très-grandes douleurs à la malade, et ne suffit souvent pas pour remettre la matrice en place. Il faut alors introduire la main tout entière, comme l'ont conseillé plusieurs accoucheurs et en particulier Dussaussoy et Parent. Dans l'observation de ce dernier (1), il est dit que l'introduction de la main dans le gros intestin s'est faite sans douleur. Malgré l'assertion de l'auteur, nous ne pouvons admettre ce fait. M. Parent est, du reste, si partisan de ce procédé, qu'il conseille, dans les cas où l'introduction de la main serait impossible, de faire la section des sphincters. Nous ne croyons pas que ce procédé trouve beaucoup de partisans. Lorsque les tentatives de réduction faites par le vagin auront échoué, on devra seulement alors tenter la réduction par le rectum. On introduira d'abord un ou deux doigts, comme l'a fait Wittich (2). Dans les cas où l'on devra introduire la main tout entière, on pourra recourir à l'emploi du chloroforme.

Pour obvier aux inconvénients de l'introduction de la main dans le rectum, certains auteurs ont inventé certains instruments propres à redresser la matrice. Tels sont ceux de Richter, d'Evrat et de Martin (de Lyon).

L'instrument de Richter se compose d'un manche auquel est adaptée une tige en fer qui a la direction de l'axe du bassin. Au sommet de cette tige en fer est fixé, au moyen d'une vis, un cône tronqué de liége, dont l'extrémité supérieure est concave, afin de recevoir l'utérus; ce cône de liége est recouvert d'une peau très-souple. L'observation suivante nous indique parfaitement la manière dont l'auteur s'en servait.

OBSERVATION XLVII.

Réduction avec un levier courbe par le rectum. — Grossesse de quatre mois et demi.

PAR RICHTER (3).

Le 30 mars 1796, je fus appelé auprès d'une femme qui avait atteint à peu près le milieu du terme de sa grossesse. Une accoucheuse, qui se trouvait

(1) Voir l'obs. XI.
(2) Voir l'obs. XXIII.
(3) Lacroix, oe. cit., obs. XL.

auprès d'elle, me raconta que cette femme éprouvait depuis quatre semaines environ une grande difficulté d'uriner, accompagnée de douleurs très-
vives ; qu'elle percevait beaucoup moins distinctement qu'à l'ordinaire les
mouvements du fœtus, et qu'à ces symptômes se joignait l'existence
d'une tumeur saillante à la vulve. Je me mis en devoir d'examiner la malade : je reconnus d'abord que la tumeur signalée n'était autre chose
qu'un prolapsus du vagin du côté gauche ; mais mon attention fut surtout
frappée par les symptômes suivants : la cavité pelvienne paraissait entièrement remplie, et ce ne fut qu'avec une grande difficulté que mon doigt
indicateur put atteindre l'orifice de l'utérus, qui se trouvait placé au niveau
du sommet des os pubis et appliqué contre la paroi antérieure du vagin.
Cet orifice avait complétement abandonné la direction de l'axe du bassin
et de l'utérus. Toutes ces particularités me firent penser que j'avais affaire
à une rétroversion ou rétroflexion de l'utérus, dont le prolapsus du vagin
n'était que le symptôme.

Les détails fournis par la malade me confirmèrent dans mon diagnostic.
Comme je lui demandais à quelle cause elle attribuait sa maladie, elle me
raconta qu'elle avait fait une chute sur le rectum en descendant par une
échelle, et qu'elle avait senti un déplacement s'opérer immédiatement dans
son bas-ventre. A partir de ce moment, elle commença à sentir de la difficulté pour uriner, et ce symptôme n'a fait qu'acquérir plus d'intensité pendant les quatre semaines qui ont suivi l'accident ; enfin il est arrivé mainte-
nant à un tel degré, que, même en favorisant l'accomplissement de cette
fonction par l'introduction des doigts et par la flexion du corps en avant,
l'urine ne sort que goutte à goutte. La vessie formait une tumeur volumineuse et dure remontant au-dessus de l'ombilic. La malade se plaignait de
douleurs très-vives dans le bas-ventre ; elle avait perdu l'appétit depuis
longtemps ; son pouls était fébrile, son esprit était cruellement tourmenté.

Prenant pitié du sort de cette malheureuse, je me mis en devoir de la
soulager. Je m'efforçai, d'après les règles données par les hommes illustres
qui se sont occupés de cette maladie, en introduisant les doigts dans le
vagin et le rectum, de repousser le fond de l'utérus engagé dans la concavité du sacrum, et de le ramener au-dessus de la convexité supérieure de
cet os ; mais, quoique j'eusse fait placer cette femme sur les coudes et sur
les genoux et que j'aie mis en pratique toutes les manœuvres indiquées,
tous mes efforts furent vains.

Ne voulant pas demeurer simple spectateur de la mort de cette femme,
je formai le projet d'employer un instrument qui pût être porté plus haut
que le doigt. J'en fis donc confectionner un qui, en outre de son manche,
avait une tige de fer à laquelle on donna la direction de l'axe du bassin :
au sommet de cette tige fut fixé, au moyen d'une vis, un cône tronqué de
liége, dont l'extrémité supérieure fut rendue concave, afin de recevoir et

7

de fixer l'utérus; ce cône fut recouvert d'une peau très-souple. Muni de cet instrument, je revins auprès de ma malade; je la fis placer sur les coudes et sur les genoux, et j'introduisis mon instrument, non sans de grandes précautions, le conduisant avec le doigt indicateur de la main gauche, le long de la paroi postérieure du vagin, de telle sorte que la convexité de la tige correspondait à la concavité du sacrum et que la concavité du cône de liége allait s'appliquer contre la convexité de l'utérus.

Dès lors, en continuant de soutenir la tige de mon instrument avec mon doigt indicateur, et en saisissant le manche avec la main droite, je la poussai doucement en haut, lui imprimant une direction telle, que le sommet du cône de liége semblait devoir atteindre l'ombilic. Mes efforts furent bientôt couronnés de succès; l'utérus se trouva replacé dans sa position normale.

Le polapsus du vagin, la difficulté d'uriner et tous les autres symptômes disparurent immédiatement. La grossesse continua à marcher sans accidents, et la malade accoucha au neuvième mois d'un enfant bien portant.

L'instrument d'Evrat et de Martin (de Lyon) est bien bien simple Il consiste en une baguette, à une extrémité de laquelle est adapté un tampon de linge. Voici l'observation d'Evrat.

OBSERVATION XLVIII.

Rétroversion utérine à cinq mois de grossesse. — Réduction avec un levier droit
par le rectum.

Par EVRAT (1).

Il y a plus de trente ans, une femme qui habitait rue du Cherche-Midi, n° 14, enceinte de cinq mois environ, affectée de rétroversion, éprouvait quelques-uns des accidents graves que nous avons dit survenir en pareille circonstance. Les essais de réduction faits par plusieurs médecins, entre autres par Coutouly, avaient été infructueux. M. Evrat, en présence de ses confrères, fit coucher la femme sur le côté gauche, introduisit dans le rectum une baguette garnie d'un tampon de linge enduit de cérat, puis portant deux doigts dans le vagin, il saisit le col de l'utérus, et faisant manœuvrer les doigts et la baguette en sens inverse, il rétablit, non sans peine, l'utérus dans sa position normale. Malgré les efforts longs et soutenus auxquels il fallut se livrer pour redresser l'utérus, cette femme conserva sa grossesse et accoucha à terme de deux jumeaux bien portants.

Réduction par le vagin et le rectum. — C'est la méthode qui paraît obtenir le plus de succès. Elle consiste à repousser le fond de la

---

(1) Moreau, *Traité prat. des accouchements,* 1838, t. I, p. 225.

matrice au moyen de deux doigts introduits dans le rectum, ou même en introduisant toute la main, tandis que l'indicateur de l'autre main va accrocher le col et le ramène dans sa position normale.

On pourra également agir sur le fond de la matrice au moyen de la baguette d'Evrat introduite dans le rectum, tandis que l'indicateur de l'autre main ira abaisser le col utérin.

OBSERVATION XLIX.

Rétroversion. — Réduction par le rectum et le vagin. — Succès.

Par MARTIN (de Lyon).

Madame X., 30 ans, grosse de 3 mois, entre à l'hôpital pour une rétention d'urine datant de plusieurs heures, et survenue tout à coup après une chute faite de sa hauteur. Eprouvant des difficultés à introduire la sonde, on trouva dans le vagin une tumeur qui remplissait la partie supérieure de l'excavation du bassin, et l'on reconnut bientôt qu'elle était formée par la matrice renversée en arrière; le col était derrière le pubis, et le fond répondait au sacrum. La paroi antérieure du vagin, soulevée et tendue, paraissait avoir moins de longueur; la postérieure, déprimée, présentait des rides transversales. On essaya en vain d'introduire la sonde, à cause du coude imprimé au canal par la distension de la vessie. On eut recours à une sonde d'homme, qui pénétra aisément, ayant eu la précaution d'abaisser un peu le col de la matrice. L'urine étant évacuée, la femme fut placée sur le dos, les cuisses fléchies sur le bassin, le siége relevé par un coussin. Deux doigts introduits dans le rectum soulevèrent fortement le fond de la matrice, tandis que deux doigts de l'autre main, placés dans le vagin, abaissaient en même temps le col utérin.

OBSERVATION L.

Rétroversion de matrice. — Difficultés de diagnostic. — Introduction de la main dans le rectum, pendant qu'un aide accroche avec le doigt le col utérin. — Succès.

Par M. GARIN (1).

Madame Mora, monteuse de parapluies, âgée de 38 ans, a eu, outre une fausse couche, quatre enfants nés à terme, mais que l'on dut tous extraire par le forceps. Trois de ces enfants moururent en naissant. Les deux derniers avaient sur les côtés du front un enfoncement de près d'un centimètre avec fracture de l'os.

Le 27 mai 1851, étant arrivée sans accident au troisième mois d'une sixième grossesse, elle avait depuis deux jours un peu de constipation et

____

(1) *Gazette médicale* de Lyon, août 1851.

de difficulté à uriner, lorsqu'après une fatigue elle fut prise de coliques avec pesanteur dans le bassin. Des efforts d'expulsion ne tardèrent pas à se déclarer. Devenant de plus en plus fréquents, ils firent croire à l'imminence d'une fausse couche. Son médecin trouva au toucher, à l'entrée de la vulve, une tumeur dure, du volume du poing, obstruant le vagin et forçant l'indicateur de passer sous l'arcade pubienne pour aller à la recherche du col utérin. Il lui parut alors que la présence de cette tumeur était la cause, et de la difficulté que l'on avait éprouvée à terminer les précédents accouchements et des fractures du crâne, présentées par les deux derniers enfants. M. Garin est appelée dans la soirée. A ce moment l'angoisse était extrême; constipation datant de plusieurs jours, douleurs expulsives presque continues, col très-élevé et difficile à atteindre. Une tumeur dure, que l'on pouvait prendre pour l'utérus, se faisait sentir dans l'hypogastre et semblait se durcir sous la main à chaque contraction des muscles de l'abdomen. Tout faisait craindre un avortement, et cependant le col restait fermé, nulle perte sanguine n'avait lieu. C'était donc cette tumeur qui mettait obstacle à ce que l'avortement s'effectuât. A chaque douleur, la tumeur se portait en avant, repoussant la vulve en haut et entourrant l'anus comme le fait la tête d'un fœtus à la fin du travail. Elle menaçait incessamment d'opérer une rupture et d'amener des accidents redoutables.

Les consultants éliminèrent successivement l'idée d'un calcul vésical enchatonné, d'après la consistance et le peu de poids de la tumeur ;

D'un polype, en raison de la liberté de l'orifice utérin;

D'une tumeur fibreuse, en considérant son défaut d'adhérence à la cloison recto-vaginale et les mouvements qu'elle exécutait entre le vagin et le rectum;

D'une tumeur adhérente de l'utérus, qui par sa chute aurait déterminé les contractions obstinées de cet organe; car jamais avant la grossesse rien n'avait pu faire soupçonner l'existence d'une maladie de l'utérus. De plus, la tumeur paraissait de temps en temps plus molle.

Cette dernière circonstance, jointe à la mobilité de la tumeur, à son toucher tomenteux et vasculaire, finit par mettre les médecins sur la voie de la vérité et les conduisit à penser qu'elle était constituée, non par une production morbide adhérente à la matrice, mais par la matrice elle-même, complétement renversée en arrière dans le petit bassin.

Le diagnostic ainsi établi, on commença par évacuer l'urine de la vessie, il en sortit environ deux litres; puis la malade étant couchée sur le dos, les genoux relevés et le siége exhausé par un coussin, M. Garin repoussa directement en haut le corps de la matrice avec la main introduite presque tout entière dans le rectum, pendant que M. Tessier attirait en avant et en bas le col, qu'il avait accroché avec l'indicateur. La tumeur céda après quelques efforts, l'organe reprit brusquement sa place. Les douleurs cessèrent sur-le-champ. Pour empêcher la récidive on appliqua un pessaire, et l'on commanda le repos le plus absolu. La malade se rétablit promptement.

Quand la réduction est impossible, que faut-il faire? On a conseillé plusieurs moyens que nous allons passer successivement en revue.

1° *L'accouchement provoqué.* — Voici comment s'exprime M. le professeur Dubois: « Les cas (les rétroversions) offrent une excessive gravité, et sans aucun doute ils se présentent de telle façon, qu'ils doivent donner l'idée, après toutefois avoir employé sans succès les moyens autres, de recourir à l'accouchement provoqué................ Dans ces cas, l'opération offre quelquefois de très-grandes difficultés, qui dépendent de la position du col, que l'opérateur ne peut atteindre. » C'est qu'en effet l'introduction d'une sonde dans le col est une opération extrêmement difficile, souvent même impossible. Nous empruntons au même professeur une observation fort curieuse où l'accouchement fut provoqué accidentellement et la réduction put être faite. Du reste, l'avortement, proposé pour la première fois par William Hunter, a été mis en pratique depuis par plusieurs chirurgiens. M. Roux raconte un fait qui appartient à M. Viranus, chirurgien d'Amsterdam, et qu'il a été appelé à constater dans un voyage qu'il fit en Hollande.

OBSERVATION LI.

Rétroversion à quatre mois. — Avortement provoqué au moyen de l'éponge préparée (1).

Par le professeur Roux.

Le chirurgien en chef de l'hôpital d'Amsterdam, homme très-instruit, avait dans ses salles une femme enceinte de quatre mois et atteinte d'une rétroversion manifeste de l'utérus. Le col utérin comprimait la vessie et occasionnait une rétention complète d'urine. Le fond de l'utérus faisait saillie vers le sacrum ; en un mot, le diagnostic était palpable, et les accidents déterminés par le développement de la grossesse avaient pris un caractère alarmant. Après avoir tenté divers moyens, le chirurgien, en désespoir de cause, se décida à provoquer l'avortement au moyen de l'éponge introduite

(1) Séance de l'Académie de médecine, 18 oct. 1835.

dans le col. Quand je la vis, dit M. Roux, l'éponge était mise depuis la veille ; on l'avait même renouvelée, et rien n'annonçait encore l'avortement. Le chirurgien en chef m'a appris qu'il avait eu lieu dans la journée et que dès lors les symptômes avaient pris un aspect plus favorable.

OBSERVATION LII.

Accidents graves produits par la rétroversion de l'utérus chez une femme enceinte. — Tentatives de réduction. — Difficultés extrêmes. — On provoque accidentellement la rupture de l'œuf. — Avortement. — Guérison.

Par le professeur DUBOIS (1).

En 1840, M. le docteur Legendre appela en consultation M. le professeur P. Dubois, pour examiner avec lui une malade à laquelle il donnait des soins. Cette femme, enceinte de quelques mois, avait été prise d'une rétention d'urine et l'on ne pouvait parvenir à pénétrer dans la vessie à l'aide d'une sonde. Les douleurs éprouvées par cette malade étaient continues et intolérables ; en touchant par le vagin, on reconnaissait que la cavité du bassin était presque complétement remplie par une tumeur fluctuante, présentant en quelques points des parties solides. On devait admettre que cette tumeur était formée par l'utérus, dont le fond était fortement porté en arrière, tandis que le col, situé en avant, ne pouvait être atteint qu'avec une extrême difficulté. Au-dessus des pubis, on sentait à travers les parois abdominales une autre tumeur, que l'on aurait pu prendre pour la vessie ; mais, en examinant avec attention, on reconnaissait qu'elle était constituée par une partie de l'utérus, qui dépassait le ceinture pelvienne. Il fallait donc admettre que l'utérus était pour ainsi dire divisé en deux parties par la saillie sacrée, l'une extra-pelvienne, faisant saillie derrière la paroi abdominale antérieure, l'autre, intra-pelvienne, facile à reconnaître par le toucher vaginal. Cette circonstance extraordinaire est bien faite pour laisser du doute dans l'esprit, et l'on pouvait penser qu'à la rigueur la tumeur intra-pelvienne était indépendante de l'utérus. Nous avons dit quelle était la situation du col ; il se trouvait tout à fait derrière les pubis. Après avoir fait quelques tentatives de réduction, sur la demande de M. Dubois forcé de s'absenter, M. Legendre provoqua une nouvelle consultation, à laquelle M. Velpeau prit part. Ce professeur, ayant reconnu l'état de rétroversion de l'utérus, fut d'avis de tenter encore la réduction de cet organe. Après bien des tentatives infructueuses, il parvint à accrocher le col utérin et à introduire dans son orifice une sonde à l'aide de laquelle il s'efforçait de le ramener dans la direction normale, tandis qu'avec la main introduite dans le vagin, il essayait de refouler en haut la tumeur intra-pelvienne. Pendant cette manœuvre, qui fut des plus laborieuses, on perfora accidentellement les mem-

(1) Laborie, *loc. cit.*

branes. La déplétion partielle de l'utérus permit d'obtenir la réduction. Dès lors, tout accident cessa ; les urines reprirent leur cours. L'avortement eut lieu peu de temps après, et la malade se rétablit promptement.

Ce sera donc exceptionnellement que l'on pourra provoquer l'avortement, soit au moyen des éponges préparées, soit par l'introduction d'un instrument dans le col utérin ; le plus ordinairement il sera de toute impossibilité d'arriver à ce résultat ; il faudra alors recourir à la ponction de la matrice.

2° *Ponction de la matrice.* — Cette opération a été proposée pour la première fois par Hunter, qui ne l'a jamais pratiquée. La ponction peut se faire par le vagin et par le rectum. Nous possédons la relation de cinq cas de ponction de la matrice, dont trois par le vagin. Ce sont ceux de Jourel, Craninx et Delaharpe ; et deux par le rectum, ce sont ceux de Véricel et Baynham. Ces cinq observations sont trop curieuses pour que nous ne les rapportions pas toutes.

Nous devons nous demander, tout d'abord, si l'on doit préférer la ponction par le vagin ou par le rectum.

« Une règle à ne pas enfreindre, dit M. le professeur Velpeau (1), est de commencer par tout faire pour arriver dans la matrice à travers l'ouverture du col. Quand on ne le peut pas absolument, la ponction par le vagin est moins dangereuse que par le rectum, en ce qu'elle n'entraîne pas inévitablement la perforation du péritoine et qu'elle n'expose pas autant à tomber sur la masse placentaire. »

Les faits sembleraient donner tort à l'opinion de M. Velpeau, puisque, sur cinq cas de ponction de la matrice, trois ont été faits par le vagin, et il y a eu deux morts, tandis que les deux opérations faites par le rectum ont obtenu un plein succès. Mais on remarquera que les deux opérations suivies de mort ont été faites chez des femmes présentant, avant l'opération même, des symptômes inflammatoires très-graves, en sorte qu'il est plus probable qu'elles sont mortes des suites de cette inflammation. Dans tous les cas, les faits sont trop

(1) *Traité de méd. opér.*, 2ᵉ éd., t. IV, p. 359.

peu nombreux pour permettre d'accorder la préférence à la ponction par le rectum. Jusqu'à preuve du contraire, nous pensons avec **M.** le professeur Velpeau qu'il faudra autant que possible préférer la ponction par le vagin. Cette dernière pourra se faire avec le trois-quarts à hydrocèle, mais un peu plus long, tandis que pour la ponction par le rectum l'on devra user d'un trois-quarts un peu courbe. « Celui de Fleurant, dit encore **M.** Velpeau, pour la ponction de la vessie par l'anus, conviendrait très-bien. Comme il peut s'engager dans le placenta et que le fœtus et le cordon pourraient en venir fermer le bec, il est bon de l'enfoncer assez profondément et d'avoir un long stylet qu'on puisse porter à travers la canule, pour en dégager l'ouverture supérieure et donner aux liquides la facilité de s'écouler. »

La ponction donnera issue à une quantité de liquide amniotique, quantité qui varie selon le degré de la grossesse; par suite, la matrice diminuera de volume. Aussitôt ce résultat obtenu, il faudra replacer l'utérus et le maintenir autant que possible dans sa position normale. Quelques heures après se fera l'expulsion du fœtus.

Observation LIII.

Rétroversion utérine à six semaines de grossesse. — Ponction par le vagin. —
Succès.

Par Jourel, de Rouen (1).

Une femme âgée de 23 ans, d'un tempérament lymphatique, ayant eu un accouchement heureux plusieurs années auparavant, éprouva tous les symptômes indicateurs d'une nouvelle grossesse. Six semaines après leur manifestation, à la suite d'une espèce d'orgie dans laquelle elle fut balancée et secouée par quatre hommes qui la tenaient suspendue par les bras et par les jambes, elle fut tourmentée d'un écoulement de sang par le vagin, de douleurs aux reins, aux aines, et d'un sentiment de pesanteur au périnée, de difficulté dans la marche et dans l'excrétion des matières stercorales.

M. Jourel, consulté au bout de quinze jours, conseilla le repos, les boissons légèrement astringentes, et ne revit pas la malade pendant un mois qu'elle alla habiter la campagne.

Au bout de ce terme, elle lui apprit que la perte de sang n'avait cessé que depuis deux jours, mais que tous les autres accidents avaient progressive-

(1) *Bull. de la Faculté de méd. de Paris*, n° 8, année 1812.

ment augmenté, au point qu'elle ne rendait que très-difficilement les urines et les matières fécales. Leur sortie fut sollicitée à l'aide de la sonde et d'un lavement. Le 13 septembre, six jours après le retour de la malade, le doigt porté dans le vagin rencontra un corps ferme, tendu, figuré comme la matrice dans les premiers mois de la gestation, dont la grosse extrémité comprimait le rectum, et la petite, la vessie qu'elle appuyait sur la face postérieure du pubis. A ces signes, M. Jourel et un de ses confrères reconnurent la rétroversion de l'utérus, et après avoir vidé la vessie et le rectum, ils tentèrent de replacer l'organe en le repoussant avec trois doigts introduits d'abord dans le vagin, ensuite dans le gros intestin. (Diète, bains dièdes.) Le lendemain matin 14, assistés de deux autres confrères, ils placèrent la malade, au sortir du bain, sur les coudes et sur les genoux, et firent encore des essais inutiles de réduction avec toute la main, entrée dans l'anus jusqu'aux os du métacarpe. (Saignée du bras, bain tiède.)

Le soir du même jour, tentative infructueuse pour introduire un cathéter par l'orifice de la matrice, afin de crever les membranes et de donner issue aux eaux de l'amnios. Le col de l'organe, trop fortement courbé, s'oppose à cette manœuvre, dont nul auteur n'avait parlé. Dans cette circonstance déplorable, ils crurent ne pas devoir faire la synchondrotomie pubienne, conseillée en pareil cas par Gardien ; ils préférèrent la ponction de l'utérus à travers la partie postérieure du vagin, opération qui avait été indiquée par Hunter et par la plupart de ceux qui, depuis lui, ont traité le même sujet, mais que personne n'avait encore pratiquée. M. Jourel fit l'opération avec le trocart ordinaire, conduit le long du doigt indicateur de la main gauche ; la canule laissa écouler environ une livre d'eau sanguinolente, quantité qui semble supérieure à celle qu'indiquent la plupart des auteurs à cette époque de la grossesse, mais que les circonstances particulières de la rétroversion pourraient expliquer : *ubi stimulus, ibi fluxus.* Aussitôt la matrice devint plus molle, le pouls moins fréquent, et l'état général de la femme sembla s'améliorer. (Potion calmante, bain tiède, lavement émollient.) On ne crut pas devoir tenter immédiatement la réduction, la malade était trop fatiguée.

A dater de ce moment, les urines commencèrent à couler librement, et le sommeil revint. Le surlendemain, tout était dans le même état; beaucoup de sérosités s'écoulèrent par le vagin ; l'utérus étant un peu douloureux, on fit usage d'injections narcotiques et de fomentations émollientes.

Le 17, le pouls était devenu plus fréquent, plus petit ; la face pâle, la région hypogastrique douloureuse au toucher ; l'utérus plus dur et plus sensible; la difficulté d'uriner revint pendant la matinée, et il se manifesta des vomissements à deux reprises différentes, avec émission de vents par l'anus; il y avait prostration des forces, l'écoulement était supprimé.

Le 18, il reparut ; il y eut des selles liquides ; les accidents se calmérent vers le soir, et furent encore moindres les jours suivants, à l'exception de la grande faiblesse ; l'écoulement des urines fut en partie volontaire, en partie involontaire.

Le 22, il se manifesta des signes évidents d'adynamie, avec écoulement grisâtre et putride par le vagin, et sortie involontaire et abondante de l'urine dans la position verticale (lavement de quinquina, injections toniques). A l'aide des toniques, les forces reparurent les jours suivants ; l'écoulement fétide n'avait plus lieu que par intervalles ; signe certain, surtout en le joignant aux autres déjà indiqués, que l'on n'avait pas fait la ponction de la vessie, en croyant la pratiquer sur le corps de l'utérus.

Ce ne fut que le 27 que le col de la matrice, toujours recourbé, reprit sa place dans la partie moyenne du bassin. Le 2 octobre, l'organe avait son volume naturel, son orifice était dirigé du côté du rectum, et l'écoulement du vagin fort diminué. Il sortait par le rectum un liquide d'une couleur blanche, qui avait l'apparence du pus phlegmoneux. Le pouls était fréquent, surtout le soir, où la malade semblait avoir un léger accès de fièvre hectique ; la matière de cet écoulement recouvrait les excréments et sortait en abondance avant leur excrétion. Cet accident diminua progressivement, et cessa entièrement le 10 du même mois.

La malade alla habiter la campagne pendant trois semaines ; mais pendant cet espace de temps, et jusqu'au 25 décembre que ses règles parurent, elle éprouva une tension douloureuse du ventre, des coliques passagères ; ses selles étaient tantôt liquides, tantôt solides. Depuis l'éruption des menstrues, elle a joui d'une bonne santé.

Nous voyons, d'après cette observation, qu'à l'époque de la grossesse où l'opération a été faite, les débris d'un fœtus peuvent se dissoudre et disparaître avec les liquides fournis par les membranes, sans qu'on les aperçoive d'une manière distincte.

OBSERVATION LIV.

Rétroversion utérine pendant la grossesse. — Ponction de la matrice par le vagin. — Mort.

Par le docteur J. DELAHARPE (1).

Une servante, âgée de 27 ans, ayant déjà eu un enfant, fit un effort musculaire violent en soulevant un fardeau, étant grosse de deux mois et demi environ, et en ressentit aussitôt une violente douleur qu'elle cacha le plus longtemps possible. Trois médecins consultés paraissent n'y avoir vu qu'une grossesse de huit à neuf mois et l'engagèrent à aller accoucher chez elle. Elle entra à l'hôpital de Lausanne le 28 février 1855, souffrant de douleurs vives et continues du ventre depuis sept à huit jours ; beaucoup de fièvre et

____

(1) *Echo méd. suisse*, 1857, p. 490.

d'angoisse; urine s'échappant goutte à goutte, involontairement; ventre conique et non arrondi au-dessous de l'ombilic, très-tendu et fort sensible immédiatement au-dessus du pubis; impossibilité de vider complétement la vessie avec aucune sonde. Les touchers vaginal et anal font immédiatement reconnaître une rétroversion complète de l'utérus, c'est-à-dire que le museau de tanche était plus haut que la symphyse du pubis et ne pouvait être atteint. Les efforts de réduction les plus variés, pratiqués soit par l'auteur, soit par le docteur Pellis, n'ayant eu aucun résultat, et divers médicaments abortifs n'ayant pas eu d'effet, non plus que la douche utérine, vu l'impossibilité de pratiquer la ponction des membranes de l'œuf par l'orifice utérin, l'auteur eut recours, le 26 mars, à la ponction de l'utérus par le vagin, au moyen d'un trocart recourbé en demi-cercle, ce qui donna issue à environ un demi-litre d'un liquide limpide. Néanmoins la péritonite enleva la malade le 28 mars. Sans vouloir reproduire tous les détails de l'autopsie, nous dirons que la vessie était divisée en deux moitiés inégales par la compression exercée par le col utérin et que ses parois étaient sur le point de se rompre, soit en haut, soit dans le bas-fond ; la matrice était aussi renversée que possible, ayant décrit sur elle-même à peu près un demi-cercle en tournant sur les ligaments ronds.

OBSERVATION LV.

Rétroversion utérine à quatre mois de grossesse. — Ponction par le vagin. — Mort. — Autopsie.

Par le docteur P. CRANINX (1).

Marie-Catherine Holling, de Villebruëgen, âgée de 33 ans, servante, d'une stature assez élevée, d'une constitution forte, n'avait jamais eu de maladie. La menstruation, qui s'était établie chez elle à quatorze ans, se continua depuis d'une manière périodique, régulière et facile. Deux accouchements se firent par les seules forces de la nature et en peu de temps.

Lorsque cette femme entra à l'hôpital de Louvain, 20 novembre 1834, il y avait trois mois que le flux menstruel avait cessé de paraître, circonstance qui, jointe aux nausées, lui fit croire qu'elle était enceinte.

Vers le commencement d'octobre (environ six semaines après l'époque de la suppression des règles), elle éprouva de la gêne pour uriner et pour aller à la selle. Le 15 du même mois, pendant qu'elle vaquait à ses occupations, il lui survint tout à coup, et par suite de l'impression du froid (dit-elle), une douleur dans la région hypogastrique, plus vive que celle de l'enfantement, accompagnée d'un ballonnement considérable du ventre. Forcée de se mettre au lit, elle souffrit cruellement toute la nuit.

____

(1) Moreau, *Traité prat. des accouchements*, 1838, t. I, p. 230.

Le lendemain, le ballonnement avait en grande partie disparu, les souffrances avaient diminué. Comme il y avait constipation et rétention d'urine,
elle consulta un pharmacien, qui lui administra des purgatifs et quelques
tisanes, probablement diurétiques. Des évacuations alvines et urinaires
s'ensuivirent, mais la difficulté pour uriner et pour aller à la garde-robe
persista. Les symptômes s'étant aggravés le 19 novembre, la malade se
décida à entrer à l'hôpital. Elle était dans l'état suivant :

Décubitus sur le dos, flexion des jambes sur les cuisses, des cuisses sur
le bassin; face pâle, décomposée, grippée; paupières supérieures pen-
dantes, yeux enfoncés dans les orbites, ailes du nez se dilatant à chaque
inspiration, lèvres pâles, sèches ; dents fuligineuses; paroles faibles, entre-
coupées; amaigrissement général, peau sèche et chaude, douleur vive,
continue, s'exaspérant par la moindre pression dans toute l'étendue de
l'abdomen, se propageant de l'hypogastre au périnée, aux lombes, aux
aines et jusque vers la partie supérieure et interne des cuisses ; hoquet,
vomissements fréquents d'un liquide vert foncé, grumelé; langue rouge à sa
pointe et à ses bords, couverte d'une couche jaunâtre à son centre; sensation d'amertume dans la bouche ; prompt vomissement de tout ce que la
malade ingère; pouls faible et accéléré; respiration gênée, fréquente, cos-
tale; intégrité des facultés intellectuelles ; rétention complète d'urine; le
cathétérisme fournit un liquide trouble, mêlé de sang, extrêmement fétide
et déposant une grande quantité de matière purulente ; l'urètre est placé
dans une direction presque verticale, derrière le pubis. Pour confirmer le
diagnostic d'une affection que les symptômes énumérés premettaient assez
de soupçonner, M. Craninx eut recours au toucher.

Par le vagin, il trouva le museau de tanche au niveau du bord supérieur
du corps des pubis ; ses lèvres étaient molles, assez épaisses et laissaient
entre elles une petite ouverture arrondie qui permettait d'y introduire l'extrémité du doigt. Il rencontra en haut du vagin un segment de sphère formé
par la matrice ; celle-ci offrait le volume d'une tête d'enfant à terme.

Par le rectum, le doigt rencontrait le même corps, qui pesait sur l'intestin
et le déprimait de manière à l'oblitérer en quelque sorte ; la tumeur occupait une grande partie de l'excavation du bassin. Les symptômes qui
avaient précédé l'examen attentif de ceux qui existaient au moment de l'entrée de cette femme à l'hôpital, l'exploration des organes génitaux, autori-
saient à croire qu'il y avait : 1° grossesse de trois à quatre mois ; 2° rétroversion de la matrice, cystite et péritonite consécutives.

La femme étant placée dans la position la plus favorable, M. Craninx introduisit les doigts dans le vagin et dans le rectum pour replacer l'utérus
dans sa position naturelle ; la même tentative faite au moyen d'une sonde
placée dans l'ouverture du col échoua également. La matrice restait fixée,
comme enclavée entre le sacrum et le pubis. On prescrivit des cataplasmes,

des lavements, une potion calmante et quelques sangsues sur les points les plus douloureux de l'abdomen. On sonda la femme.

Le lendemain, les mêmes tentatives furent renouvelées avec le même insuccès. Dès lors, la ponction de la matrice parut être la seule ressource pour replacer ce viscère dans sa situation naturelle, et sauver la mère aux dépens de l'enfant, s'il en était temps encore. MM. les professeurs Baud et Lauthier étant du même avis sur ce point, M. Craninx procéda immédiatement à l'opération. La matrice se trouvant, par suite de son renversement, assez rapprochée de la vulve, on put se servir d'un trocart à hydrocèle; on le conduisit au moyen de l'indicateur gauche, il fut enfoncé à travers la paroi postérieure du vagin et de la matrice. Il s'écoula à l'instant même environ une pinte de liquide qui offrait tous les caractères de l'eau de l'amnios, et la matrice diminua considérablement de volume. La malade n'avait éprouvé aucune douleur; elle se disait soulagée; ainsi que l'opérateur, elle concevait quelque espoir. La face s'étant ranimée et le pouls relevé, on renouvela immédiatement après les tentatives de redressement. La matrice réduite au tiers du volume qu'elle avait avant la ponction, se laissa déplacer un peu; on put amener le museau de tanche au niveau de l'arcade pubienne, et relever légèrement le fond du viscère. Quelques boissons adoucissantes et légèrement nourrissantes furent accordées à la femme. Dans l'après-dînée de la même journée, le pouls redevint petit, le hoquet et les vomissements reparurent, ils devinrent de plus en plus fréquents dans la soirée ; les extrémités se refroidirent, et la mort arriva vers le milieu de la nuit.

Nécropsie. — A l'ouverture de l'abdomen, on trouva les traces d'une péritonite générale; épanchements, fausses membranes, adhérences, etc.

La vessie était percée d'une ouverture gangréneuse et avait contracté des adhérences avec l'épiploon. La matrice, placée presque parallèlement au détroit supérieur, était plongée dans l'excavation, et offrait le volume du poing; sa face antérieure était dirigée vers la cavité abdominale. La symphyse ayant été divisée et écartée des pubis, on trouva le col placé au niveau de la partie supérieure de l'arcade pubienne; les membranes étaient engagées dans l'ouverture du col, qui offrait la largeur d'une pièce de deux francs. La matrice contenait un fœtus de trois à quatre mois, en position occipito-cotyloïdienne gauche; le fond du viscère était anhérent à l'intestin rectum, qui, par anomalie, occupait le côté droit du bassin. Le diamètre sacro-pubien était de quatre pouces quatre lignes; la courbure du sacrum était un peu plus prononcée que dans l'état ordinaire.

Observation LVI.

Rétroversion utérine. — Ponction de l'utérus par le rectum. — Succès.

Par Viricel (1).

Philiberte Collin, de Tournus, âgée de 38 ans, d'un tempérament sanguin, mariée depuis dix-huit mois, était affectée d'une rétention d'urine, pour laquelle elle vint réclamer des secours à l'Hôtel-Dieu; elle était enceinte depuis cinq mois, et s'était bien portée depuis le commencement de sa grossesse; depuis un mois seulement, elle éprouvait de grandes difficultés pour uriner, accompagnées de violentes coliques, qui la privaient souvent du sommeil. En examinant de près la malade, on aperçut au périnée une tumeur qui le faisait saillir d'une manière marquée, qui poussait fortement le rectum en bas et en arrière, et dilatait en même temps l'anus, où on la sentait facilement en introduisant le doigt à l'entrée de l'intestin. On reconnaissait alors qu'elle était fluctuante dans plusieurs points, surtout en bas et en arrière, et qu'elle était dure et rémittente dans d'autres; on jugea que la tumeur occupait toute la cavité du petit bassin, et qu'elle s'élevait même au-dessus du pubis, où elle formait, conjointement avec la vessie dilatée par l'accumulation de l'urine, une saillie considérable. Le doigt indicateur, porté dans la vulve, sentait la tumeur à travers la paroi postérieure du vagin; celle-ci était appliquée contre la symphyse du pubis avec tant de force, que le doigt pouvait à peine y pénétrer; il se dirigeait presque directement en haut, et l'on ne pouvait parvenir jusqu'au col de la matrice. On s'occupa d'abord à vider la vessie; on eut beaucoup de peine à y parvenir; il fallut pour cela se servir d'une petite sonde d'homme, dont la concavité répondait à l'arcade du pubis, et dont la pointe râclait la symphyse, en se portant presque perpendiculairement en haut; on donna issue à une grande quantité d'urine, ce qui diminua sensiblement la saillie qui existait au-dessus du pubis, ainsi que les douleurs, le volume de la tumeur du périnée restant d'ailleurs toujours le même, quoique la vessie fût vidée; il ne fut pas plus facile qu'auparavant de parvenir jusqu'au museau de tanche, et le diagnostic ne put être éclairci par le toucher de cette partie; mais les circonstances dont je viens de parler furent suffisantes pour faire reconnaître une rétroversion de la matrice, dont le fond s'était porté en bas et en arrière, entre le rectum et le vagin, et le col en sens contraire.

La difficulté que l'on éprouvait à introduire le doigt dans le vagin, le volume des parties, l'ancienneté de la maladie, étaient autant de circonstances qui s'opposaient à toute tentative de réduction de la matrice, et à ce qu'on pût la ramener à sa position naturelle en pressant sur le museau de tanche et en poussant le fond par le rectum; cependant, les douleurs

(1) Finaz. N° 78, *Thèse inaugurale*, 1813.

qu'éprouvait la malade et le temps depuis lequel la maladie existait ne permettant pas de différer davantage, on se détermina à faire la ponction de l'utérus, non par le vagin, mais bien par le rectum, dans le point où la tumeur présentait le plus de fluctuation ; on se servit pour cela du trocart courbe, employé pour la ponction de la vessie au-dessus du pubis : le poinçon pénétra dans la matrice sans causer beaucoup de douleurs (cette opération a été faite par M. Viricel) ; il sortit par la canule à peu près une demi-pinte d'une sérosité claire et sans odeur ; le ventre s'affaissa un peu ; la femme fut soulagée, et l'on reconnut assez distinctement les parties de l'enfant à travers les parois de la tumeur ; mais il fut aussi impossible qu'auparavant d'atteindre le museau de tanche.

Après quelques heures, la malade éprouva des tranchées utérines, qui se dissipèrent promptement, et le lendemain, elle ne sentit d'autre mal que celui qui résultait de la difficulté d'uriner et d'une légère cuisson dans la plaie.

Pendant les quatre jours qui suivirent, il y eut des alternatives de repos et de douleurs peu vives, que la femme disait être des coliques ; enfin le cinquième, vers les neuf heures du matin, après deux ou trois heures de douleur, elle se débarrassa tout à coup d'un fœtus mort, mais bien conformé, paraissant à peu près du terme de quatre mois et demi à cinq mois. Aucun chirurgien n'ayant été présent au travail, on n'a pas pu constater le retour gradué des parties à leur première situation ; mais, après l'avortement, on les trouva dans l'état naturel, seulement le museau de tanche était encore légèrement incliné en haut.

Un mois après, la malade sortit de l'hôpital, n'éprouvant d'autre incommodité qu'une incontinence d'urine dont elle a guéri depuis.

OBSERVATION LVII.

Rétroversion utérine. — Ponction de la matrice par le rectum. — Succès.

Par M. J.-M. BAYNHAM (1).

Hannah Martin, âgée de 30 ans, d'une habitude grêle, fut admise au dispensaire général de Birmingham le 28 mars 1828 ; elle était alors au sixième mois de sa seconde grossesse. Six semaines avant son entrée à l'hôpital, en soulevant un fardeau très-pesant, elle éprouva tout à coup une vive douleur dans le bas-ventre ; elle y fit peu d'attention pour le moment. Deux jours après, il survint une rétention d'urine avec des douleurs continuelles. Pendant le mois suivant elle éprouva un suintement perpétuel d'urine et le ventre se tuméfia énormément. Un chirurgien, consulté sur ces entrefaites, introduisit une sonde dans la vessie et retira d'abord quatre litres d'urine et

_____

(1) *The Edinburg. Med. and surg. journal,* avril 1830, et *Arch. gén. de médecine.* août 1830.

à peu près autant sept heures après. On ne pratiqua pas le toucher et on se borna à sonder la malade matin et soir pendant les quinze jours suivants. Au moment de son admission à l'hôpital, elle avait gardé le lit pendant trois semaines; elle était en proie à une fièvre violente; le pouls, petit et peu distinct, battait 136 par minute; elle avait des vomissements fréquents, des envies continuelles d'uriner, des ténesmes, une tension et une sensibilité très-grandes de l'abdomen. M. Baynham résolut d'introduire un cathéter dans la vessie, mais il éprouva d'abord de grandes difficultés à cause d'un prolapsus d'une grande partie du vagin et d'un état de gonflement du clitoris et des petites lèvres. Il réussit cependant, et l'urine qui s'écoula par la sonde ressemblait au liquide que contiennent les abcès par congestion; seulement l'odeur en était beaucoup plus fétide. La cavité entière du bassin était remplie par une tumeur qui repoussait l'anus en bas et avait même donné lieu à un prolapsus de l'intestin. L'orifice utérin était placé beaucoup plus au delà de la portée du doigt, et le fond de l'organe à moins d'un pouce de l'anus, circonstance qui rendait extrêmement difficile l'introduction du doigt dans le rectum. Convaincu qu'il ne restait plus d'urine dans la vessie, le chirurgien essaya de remettre en place la matrice, en introduisant graduellement la totalité de la main dans le vagin. Cette manœuvre fit découvrir que le col était situé directement en haut et qu'il s'élevait au-dessus du pubis; la rétroversion était complète.

Après des tentatives infructueuses continuées aussi longtemps que lui permettait l'état de la malade, M. Baynham appela en consultation deux de ses confrères. L'épuisement et l'agitation avaient augmenté : l'état de faiblesse du pouls faisant croire que la femme n'avait plus que peu de temps à vivre, il proposa de plonger immédiatement un trocart dans l'utérus pour diminuer son volume. Il introduisit de nouveau la sonde dans la vessie, et après avoir fait placer la malade sur les coudes et sur les genoux, il essaya encore de soulever la matrice, mais sans aucun succès; il introduisit ensuite doucement la main dans le rectum, et l'adaptant autant que possible à la base de la tumeur, il tenta de la repousser en y employant toute sa force, mais il ne réussit pas davantage. L'un des médecins présents, espérant un meilleur résultat, voulut s'assurer par lui-même de l'impossibilité de replacer l'organe sans en venir à la ponction; il introduisit son doigt dans l'orifice du col, et essaya, mais en vain, de déchirer les membranes. Tous les autres moyens ayant échoué, M. Baynham se mit en devoir de pratiquer la ponction; il choisit le point de la tumeur qui faisait le plus saillie dans le rectum et y plongea le trocart. Cette première ponction ne donna issue à aucun liquide. L'instrument fut retiré et plongé de nouveau, presque à la même place. Il s'écoula par la canule environ douze onces d'un liquide incolore, non par un jet continu, mais par intervalles; la canule se trouvant bouchée de temps en temps par le corps de l'enfant, on fut obligé de lui faire exécuter divers mouvements. Le volume de la tumeur étant ainsi notablement diminué, on essaya de nouveau de la repousser au-dessus du bord du bassin, et au bout d'un quart d'heure on y réussit complétement. Lorsque l'organe eut repris sa position naturelle, on trouva son orifice dilaté en partie et les membranes faisant saillie. On prescrivit une potion opiacée, et la malade passa une nuit beaucoup meilleure qu'aucune de celles de tout le mois précédent.

Le lendemain matin, quoique très-affaiblie, elle était décidément mieux. Le travail de l'enfantement commença le 29 au soir, et en moins d'une heure, l'accouchement était heureusement terminé sans accident aucun, vingt-cinq heures après l'opération. L'œuf était entier, et les membranes intactes contenaient encore dix onces d'eau de l'amnios, d'une couleur naturelle et nullement teinte de sang. Le fœtus n'offrait aucune apparence de décomposition; il avait le volume ordinaire à six mois; le trocart, les deux fois, avait percé le placenta près de l'insertion du cordon, et pénétré une fois dans l'abdomen du fœtus, laissant une ouverture à travers laquelle la presque totalité des intestins grêles était sortie, en raison de la pression que l'enfant avait éprouvée de la part de l'utérus. Une circonstance assez remarquable, c'est que, l'instrument ayant perforé deux fois le placenta, c'est à peine s'il s'écoula une cuillerée de sang.

Après la délivrance, on n'eut recours qu'une seule fois à la sonde pour vider la vessie, et on retira environ une pinte d'urine aussi fétide que précédemment. Il survint ensuite une incontinence d'urine qui persista pendant près de cinq semaines, et la malade continua à ressentir de temps en temps dans le bassin des douleurs assez vives. Un écoulement muqueux très-abondant par la vulve et le suintement de l'urine entretinrent un état d'irritation et même d'excoriation des parties génitales externes; ce ne fut qu'au bout d'un mois que l'urine perdit son odeur désagréable.

Des masses considérables de lymphe coagulée furent souvent expulsées par le vagin, et à différentes fois il sortit aussi quatre morceaux de membrane organisée qu'on prit d'abord pour des parties de la vessie, mais que plus tard on reconnut avoir appartenu au vagin.

Vers la fin d'avril, la malade put retenir un peu ses urines, et quinze jours après, l'incontinence avait cessé. Le rectum fut plus longtemps à recouvrer ses fonctions que le vagin. Cet intestin devint le siége d'un écoulement purulent accompagné de ténesme fréquent et très-douloureux qui se prolongea même après que la malade fut en bon état sous tous les autres rapports. Il est probable qu'il s'était formé un abcès dans le tissu cellulaire qui sépare le rectum du vagin, car le liquide évacué par l'anus était différent de celui qu'avait fourni la membrane muqueuse de l'intestin, et en beaucoup plus grande quantité. Six semaines après l'opération, Hannah Martin était guérie et en état de reprendre ses occupations habituelles; les règles reparurent un mois après, et depuis, sa santé a été parfaite.

Symphyséotomie. —. Au lieu de diminuer le volume de la matrice et d'amener ainsi forcément une fausse couche, on a proposé, dans le but de sauver l'enfant, d'élargir le bassin en pratiquant la symphyséotomie; cette opération, proposée par Jahn, Piercelle, Gardien et quelques autres, n'a rencontré aucun accoucheur assez osé pour la tenter dans le cas de rétroversion utérine; aussi ne nous arrêterons-nous pas davantage sur ce procédé; si nous l'avons cité, c'est pour être complet.

Une fois la réduction obtenue, il se produit parfois des accidents plus ou moins graves du côté de la vessie, du rectum, de la matrice ; il peut survenir des accidents généraux, une péritonite; enfin la rétroversion peut se reproduire.

Les accidents du côté de la vessie sont très-variables ; dans certains cas, on constatera dans cet organe des désordres inflammatoires très-graves. On devra combattre ces accidents par les anti-phlogistiques et les émollients ; on aura soin de sonder souvent la malade, de manière à ce qu'il n'y ait jamais une trop grande quantité d'urine dans la vessie. Souvent aussi, lorsque l'utérus aura été réduit, il restera une incontinence d'urine ; si les accidents ne disparaissaient promptement, on pourrait, selon le conseil de M. Cazeaux, avoir recours aux eaux thermales de Cauterets, de Baréges et de Balaruc , aux frictions avec la teinture de cantharides, aux vésicatoires sur le bas-ventre, enfin aux toniques et aux astringents administrés à l'intérieur.

Du côté du rectum, il y aura des paralysies de cette organe , de la constipation, une accumulation de matières fécales. On aura le soin de remédier à cet accident par des lavements ou de légers laxatifs.

La matrice peut être le siége d'accidents assez variés. Ainsi la rétroversion peut se reproduire; il peut survenir des symptômes inflammatoires de cet organe, un avortement.

L'utérus étant réduit, il n'est pas rare de voir le déplacement se reproduire en très-peu de temps (1). On peut dire d'une manière gé-

(1) Voir l'obs. V, de M. Bartlett.

nérale que la reproduction de la rétroversion est d'autant plus fréquente, que la réduction s'est opérée plus facilement. Dans ce cas on devra, comme il a déjà été dit ailleurs, avoir le soin d'éloigner toutes les causes de rétroversion ; on sondera fréquemment la malade, et l'on videra l'intestin, soit au moyen de lavements, soit avec quelques légers purgatifs. On a conseillé de faire tenir la malade couchée sur le ventre ; ce moyen pourrait être bon pendant quelques heures ; mais lorsqu'il faut garder cette position pendant plusieurs jours, souvent les malades ne peuvent s'y résigner et l'on est obligé d'y renoncer. On a songé à appliquer un pessaire qui puisse maintenir le col utérin. Nous ne pensons pas qu'un pessaire, quelque bien appliqué qu'il puisse être, empêche la rétroversion. Dans un cas semblable, nous proposerons un moyen qui n'a pas encore été employé, que nous sachions. Ce serait l'introduction dans le rectum d'un gros ballon Gariel. Ce ballon, suffisamment distendu, pourrait remplir une partie de l'excavation et empêcher la matrice de s'y précipiter. Ce ballon, comme chacun sait, est d'une application facile, et l'on pourrait le retirer toutes les vingt-quatre heures, et même deux fois dans cet espace de temps, pour livrer passage aux matières stercorales. On devra soumettre la malade à l'emploi de cet appareil et aux autres précautions déjà indiquées, jusqu'après le cinquième mois de grossesse ; à cette époque, l'utérus dépassant la symphyse sacro-iliaque, la rétroversion ne sera plus à craindre.

La matrice peut être le siége d'une inflammation que l'on combattra par les moyens connus et sur lesquels nous croyons inutile d'insister ici.

Il en sera de même des accidents généraux qui surviennent et qui tiennent à une péritonite. Cette complication n'est pas très-rare quand la rétroversion est considérable et ancienne ; dans ces cas, la réduction n'arrête pas, on le comprend, la marche de l'inflammation. Le plus souvent, à tous ces symptômes viennent encore s'ajouter ceux d'une fausse couche. On devra recourir aux anti phlogistiques, aux bains, aux émollients, etc.

ERRATA.

La 1re note de la page 3 doit être substituée à celle qui se trouve au bas de la page 2, et celle-ci répond au 3e appel de la page 3.

Page, 3, ligne 22, au lieu de subsequuntæ, lisez : subsequunte.

www.ingramcontent.com/pod-product-compliance
Ingram Content Group UK Ltd.
Pitfield, Milton Keynes, MK11 3LW, UK
UKHW020311130726
13696UKWH00003B/998